L'ADÉNO-LIPOMATOSE

DIFFUSE SYMÉTRIQUE

A PRÉDOMINANCE CERVICALE

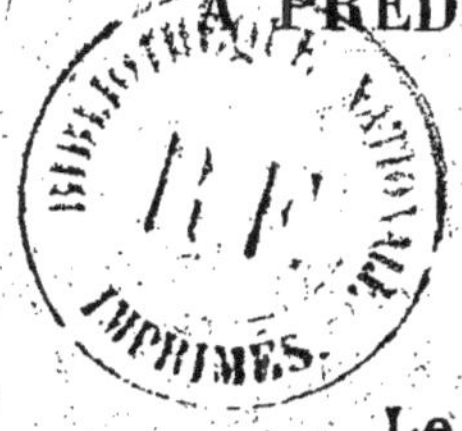

PAR

Le Dr Jules REHNS

LICENCIÉ EN DROIT

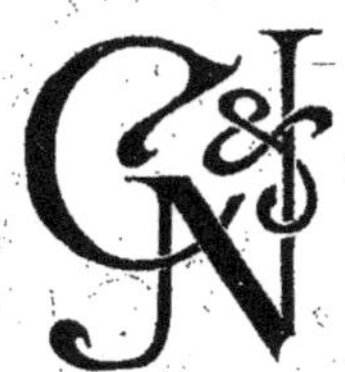

PARIS

GEORGES CARRÉ ET C. NAUD, ÉDITEURS

3, RUE RACINE, 3

1898

T 125
d
109."

L'ADÉNO-LIPOMATOSE

DIFFUSE SYMÉTRIQUE

A PRÉDOMINANCE CERVICALE

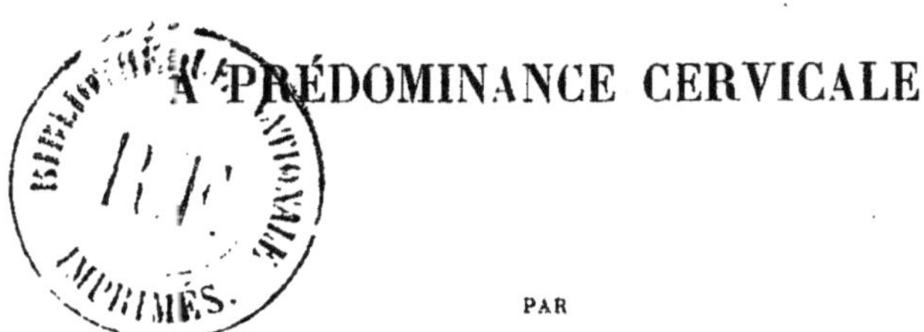

PAR

Le Dr Jules REHNS

LICENCIÉ EN DROIT

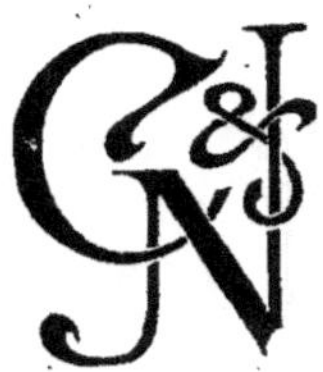

PARIS

GEORGES CARRÉ ET C. NAUD, EDITEURS

3, RUE RACINE, 3

—

1898

Td 125 109

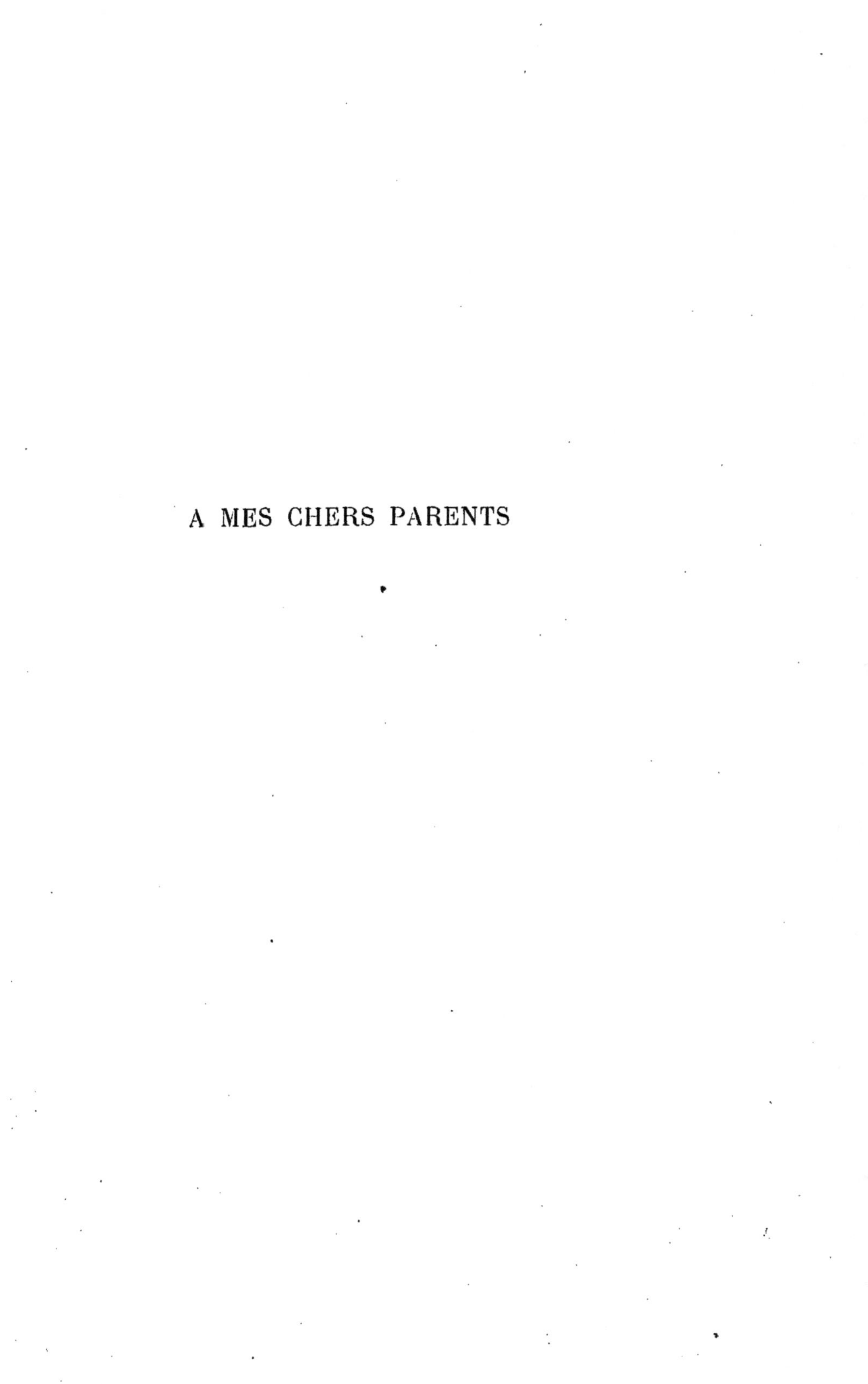

A MES CHERS PARENTS

A M. LE DOCTEUR LAUNOIS

MÉDECIN DES HOPITAUX
PROFESSEUR AGRÉGÉ A LA FACULTÉ DE MÉDECINE

Sans son affectueux concours et celui de M. BENSAUDE, ancien
interne des Hôpitaux, le présent travail n'eût pu être entrepris,
ni mené à bien.

QUE

M. LE PROFESSEUR DEBOVE

Agrée l'hommage de notre gratitude, pour l'extrême bienveillance qu'il nous a constamment témoignée et qu'il nous continue
en acceptant la présidence de notre thèse.

AVANT-PROPOS

L'affection qu'après MM. Launois et Bensaude, nous nous proposons de décrire sous le nom d'*adéno-lipomatose diffuse, symétrique à prédomidance cervicale*, est caractérisée par l'existence de tuméfactions diffuses, disséminées symétriquement dans les différentes régions du corps où elles produisent des tuméfactions toujours semblables à elles-mêmes.

A l'exemple de ces auteurs qui ont largement contribué à isoler cette entité pathologique, et pour garder au type nosologique une netteté que la réalité clinique, trouble-fête des classements de la théorie, n'est pas sans altérer parfois, nous laisserons entièrement de côté les lipomes vrais, circonscrits, multiples et symétriques, les lipomes congétinaux qui, eux aussi, peuvent parfois être symétriques. Nous éliminerons également les pseudo-lipomes diffus symétriques des membres inférieurs (œdème segmentaire du Pr Debove ou pseudo-éléphantiasis névropathique de M. Mathieu), et le pseudo-lipome sus-claviculaire de Potain et Verneuil, quelles que puissent être leurs affinités avec l'affection qui nous occupe.

Ainsi délimitée, l'affection présente une histoire anatomo-pathologique et clinique très nette ; elle a, de plus, une pathogénie spéciale.

L'affection, surtout observée par les chirurgiens, a été décrite sous les noms les plus divers : gangliite (François Siredey), *névromes plexiformes* (Verneuil), *lipomes multiples, lipomes symétriques d'origine nerveuse, lipomes diffus du cou et de la nuque.* Toutefois, aucune de ces dénominations ne nous paraît lui convenir : on doit, en particulier, rejeter le terme de lipomes symétriques, car il s'applique également à d'autres états morbides, et aussi celui de lipomes diffus du cou et de la nuque, qui semble indiquer que les tumeurs sont toujours limitées à la région cervicale. alors que dans l'immense majorité des cas elles sont beaucoup plus généralisées(1).

---

(1) L'affection a-t-elle son analogue chez les animaux ? Nous ne le pensons pas, quoique d'après les ouvrages de vétérinaires. et les mémoires récents sur les tumeurs chez les animaux domestiques, il existe chez eux des lipomes symétriques.

HISTORIQUE

Nos connaissances sur cette singulière affection sont de date relativement récente ; il ne faut cependant pas en conclure qu'il s'agit d'un nouvel état morbide. Si la maladie, dont les caractères cliniques sont si frappants, a, pendant longtemps, passé inaperçue, c'est que, d'une part, elle est relativement rare, et que, d'autre part, on ne lui a pas assigné dès le principe une place bien déterminée dans le cadre nosologique. Il faut également tenir compte de ce fait, que les malades porteurs de cette variété de tumeurs n'en sont guère incommodés ; ils ne viennent le plus souvent consulter que lorsque l'affection a atteint des proportions monstrueuses.

La première observation (1) que nous avons recueillie,

---

(1) Cependant dans Girard, Lupiologie ou traité des tumeurs connues sous le nom de loupes. Paris, 1776. p. 306, nous trouvons le passage suivant : C'est peut-être la plus ancienne observation connue de l'affection qui nous intéresse ; elle est curieuse aussi par le départ presque exact que l'auteur fait dans les tumeurs entre le tissu graisseux et les lymphatiques.

« M. Montagne, médecin de Montpellier, fut consulté en 1774 pour une personne qui avait depuis 8 ans 2 tumeurs contiguës et placées à la partie postérieure et supérieure du col ; elles devaient leur origine et leur accroissement à la congestion d'une matière lymphatique dans quelques glandes

dans la littérature médicale française, est celle d'Huguier(1)
qui présenta, le 7 mars 1855, à la Société de Chirurgie,
un homme de cinquante-six ans, atteint de masses lipomateuses symétriques siégeant à la nuque, au tronc et aux
membres. Une deuxième observation, qui n'est pas du
reste signée, se trouve rapportée dans la *Gazette des
Hôpitaux* de 1863, n° 122, p. 485.

Il s'agit d'un homme de trente-huit ans, observé dans
le service de Foucher, portant quatre lipomes à la région
cervicale postérieure, un dans la région sous-hyoïdienne
de chaque côté du corps thyroïde, d'autres enfin aux
régions épigastrique, lombaire et sacrée, toujours parfaitement symétriques.

Dans ce dernier cas comme dans les autres désignés
sous le nom de lipomes symétriques, Verneuil mettait en
doute la nature lipomateuse des tumeurs. Il n'admettait
pas la symétrie des lipomes et croyait à l'existence de
l'hyperplasie des extrémités nerveuses coïncidant avec

---

conglobées et à celle d'une matière sébacée ou graisseuse dans les vésicules ou
poches du corps cellulaire qui étaient le siège des tumeurs..... En les maniant
dans toute leur étendue, on distinguait clairement des duretés lymphatiques
dans le voisinage des parotides et un gonflement molasse dans le centre de
chaque tumeur et dans l'endroit de leur adossement... (Extrait de consul-
tations choisies de plusieurs médecins célèbres, t. II, p. 127) ».

(1) Huguier, 17 mars 1855. Il règne dans la littérature médicale une certaine confusion à propos de ce cas. Bouju dans sa thèse (1872) le fait figurer
deux fois, p. 49, obs. X (Huguier) et p. 58, obs. XVII (Darbez). Laskarides
(obs. III, p. 14) et Madelung (p. 108) l'attribuent à Perrotte. C'est induits
en erreur par cette indication bibliographique que Launois et Bensaude
le mettent également 2 fois dans leurs tableaux (obs. I et II). En réalité,
Perrotte dans sa thèse ne fait que reproduire le cas d'Huguier en indiquant
la source.

l'hypertrophie des téguments recouvrant les tumeurs. Aussi trouvons-nous dans la thèse de son élève Margerin sur les névromes flexiformes (1867) une observation qui se rapporte incontestablement à l'adénolipomatose.

La cinquième observation consignée dans la thèse de Darbez (1868) (1) est relative à un homme de quarante-cinq ans porteur de tumeurs lipomateuses symétriques, chez lequel survint un affaiblissement général, une hypertrophie de la rate et des troubles respiratoires. Le malade mourut subitement et à l'autopsie on trouva un cancer généralisé, des ganglions, etc.

Gillette, dans un article du Dictionnaire de Dechambre (2), dit avoir observé un cas de lipomes multiples dans lequel la masse adipeuse cervicale « extrêmement molle faisait presque le tour du cou qui semblait entouré d'un véritable collier ». Il rapproche son cas de celui de Bryk, mais le considère comme distinct des lipomes multiples et symétriques dont il ne relate que deux cas : celui d'Huguier et celui publié dans la *Gazette des Hôpitaux* de 1863.

En 1878, Grégory publie dans la *Province médicale* un cas absolument typique (3).

Dans le tome II de l'Anatomie générale pathologique de Lancereaux (1879), on lit ces lignes qui très probablement ont rapport à l'adéno-lipomatose : « Un malade couché dans mon service il y a six mois portait, derrière le cou

---

(1) DARBEZ. *Thèse*, Paris, 1868.
(2) GILLETTE. Art. Cou, *Dict. Dechambre*, t. XXI, 1re partie, p. 340.
(3) Cité d'après *Lancet*, 1878, p. 99.

et sur la partie antérieure du thorax, des masses lipomateuses absolument symétriques par rapport à l'axe du tronc. »

Dès 1891, M. Bucquoy (1), présentant son malade porteur de lipomes diffus, avait en quelques lignes d'une scrupuleuse exactitude indiqué les caractères les plus saillants de l'affection. « On est frappé immédiatement, écrit-il, du facies particulier de ce malade âgé de cinquante et un ans et du développement énorme de son tissu adipeux qui lui fait au-dessous de la mâchoire inférieure un vaste double menton. En arrière du cou se trouvent de grosses masses graisseuses disposées symétriquement sur la nuque et à la partie postérieure des apophyses mastoïdes, de sorte que le cou tout entier est comme entouré d'un espèce de collier coupé en plusieurs points par des sillons plus ou moins profonds.

Outre ces tumeurs du cou, il faut en signaler quatre à la partie antérieure du tronc, deux de chaque côté de la colonne lombaire, deux en bas des testicules qu'elle refoule vers l'anneau, enfin deux un peu en dehors de l'aisselle.

L'année suivante, M. A. Siredey (2) rapportait le fait d'un homme âgé de quarante-huit ans qui, en dehors d'un énorme collier cervical, portait des productions graisseuses distribuées régulièrement avec une symétrie parfaite au niveau des épaules, à la face interne des bras, en avant et en dehors de l'articulation du coude, de chaque côté de la ligne blanche, au voisinage des articulations coxo-vertébrales. Quoique adoptant, faute de mieux, la théorie ner-

---

(1) *Soc. méd. des hôp.*, 17 juin 1891.
(2) *Soc. Médic. des Hôp.* 30 juin 1892.

veuse de l'affection, l'auteur en indiquait les points faibles avec une remarquable précision.

« Le rôle du système nerveux, écrit-il, semble donc se réduire à une influence générale, vague, appréciable seulement dans la distribution des troubles trophiques. »

A ces faits nous devons joindre ceux de Merlin, Targowla, Dartignolles, Lejars et deux observations communiquées à la Société de Dermatologie par MM. Hallopeau et Jeanselme, et par M. Du Castel.

Plus récemment, M. Hayem et M. Dalché ont publié chacun un cas à la *Société médicale des Hôpitaux*. Le malade de M. Dalché offrait, comme particularité, une modification notable de l'état cérébral et des fonctions génitales ; celui de M. Hayem présentait des tuméfactions uniquement au niveau des régions où se trouvent normalement des ganglions lymphatiques ; il y avait, de plus, chez lui, des symptômes de compression des organes du médiastin devant faire admettre l'existence de tumeurs intra-thoraciques. M. Hayem émit l'opinion qu'il s'agissait d'une lymphadénie ganglionnaire à forme lipomateuse.

Depuis la récente communication de MM. Launois et Bensaude (1) à la *Société médicale des Hôpitaux*, MM. Jeanselme et Bufnoir ont pu voir un nouvel exemple de cette maladie remarquable par sa coexistence avec divers troubles cutanés.

Il nous reste à citer plusieurs travaux d'ensemble où il est question de la maladie qui nous occupe. Dans la

(1) Launois et Bensaude. *Soc. méd. des Hôp.*, 7 avril 1898.

thèse de Bouju (1892), on trouve étudiés à côté des cas absolument typiques d'adéno-lipomatose, d'autres de lipomes circonscrits, de pseudo-éléphantiasis, etc. Par contre, presque toutes les observations réunies dans la thèse de Marçais, inspirée par M. Lejars, rentrent dans le cadre de l'adéno-lipomatose. L'auteur rapporte un examen histologique d'un fragment de tumeur enlevée. Mais il a dû, de son propre aveu, terminer rapidement sa thèse ; il se contente de réunir quelques généralités sur les lipomes ou sur les tumeurs du cou, et ne nous paraît pas justifier l'importante conclusion qu'il expose à la fin de son mémoire, à savoir que « le lipome diffus du cou et de la nuque est une affection aujourd'hui bien déterminée ».

Milian (1), dans une bonne revue générale sur les pseudo-lipomes et lipomes multiples, résume sous le titre de lipomes du cou la thèse de Marçais.

La confusion qui existait avant le travail de Marçais persiste encore après. C'est ainsi que nous trouvons dans la thèse de Katzenellenbogen, élève de M. Gérard-Marchant. réunies les unes à côté des autres nombre d'observations disparates. Dans les traités de médecine, de chirurgie, d'anatomie pathologique même les plus récemment parus, c'est à peine s'il est fait allusion en passant à titre de curiosité à ce que les auteurs s'accordent à nommer lipomes diffus du cou.

La bibliographie médicale *étrangère* nous fournit également un contingent de faits importants.

---

(1) MILIAN. *Gaz. des Hôpitaux*, 1895.

En Angleterre, c'est Benjamin Brodie qui le premier, en 1846, a donné une description détaillée d'un cas qu'il avait observé. Cette description demeura ignorée : ce n'est que trente ans environ après que Baker attira à nouveau l'attention des médecins sur l'adéno-lipomatose en publiant une observation typique dans les *Transactions of the Pathological Society of London* de 1879. Clutton, Williams, Hutchinson publient des cas isolés.

En 1884, Mac Cormac publie 4 cas dans un mémoire qui est le premier travail d'ensemble sur la question,

Deux ans plus tard paraît l'intéressant travail de Morrant Baker et Bowlby basé sur l'étude de 13 cas observés chez des hommes âgés de 29 à 63 ans, presque tous alcooliques. L'examen histologique démontre la nature lipomateuse des tumeurs enlevées par Mac Cormac et Hutchinson. Les auteurs se demandent cependant si les tuméfactions ne sont pas de nature lymphadénomateuse.

Fowler, Sibley, Gould, Huckins, Rosenstirn eux aussi apportent des faits personnels. Williams (1) dit avoir pu réunir en 1890, 32 cas ; ils lui ont servi à faire une analyse complète des conditions étiologiques qui favorisent l'évolution de la maladie qu'il a tendance à considérer comme une sorte d'obésité locale.

Les observations allemandes sont d'abord peu nombreuses. Ce sont celles de Schuh, Bryk, de Vaernewyk,

---

(1) Au moins deux observations signalées par Wiliams ne se rapportent pas à l'adéno-lipomatose symétrique : ce sont celles de Robert et Amussat *Union médicale*, 1851, et de Wolfler, *Wien. med. Wochensch.*, 16 mars 1878.

Riedel, qui publient chacun un cas. Laskarides en rapporte deux dans sa thèse inspirée par Lucke et intitulée les lipomes symétriques. En 1886, la question est portée devant le 59e Congrès des médecins et naturalistes allemands : Madelung, Bardeleben, Kuster, Bramann relatent des faits qu'ils ont observés personnellement. D'autres médecins prennent part à la discussion et tous sont d'accord pour attribuer à l'affection une origine névropathique.

Mais, le travail de beaucoup le plus important paru à l'étranger est le mémoire de Madelung, sur « le lipome diffus du cou », publié dans les *Archiv. fur klin. Chirurgie* 1888. Cet auteur étudie successivement les symptômes, l'étiologie, l'anatomie pathologique, discute longuement le traitement chirurgical et se rallie à l'origine nerveuse de la maladie : il réunit 3o observations, dont 3 personnelles.

Mais, les années suivantes, l'entité morbide, si bien mise cliniquement en évidence par Madelung, se trouve compromise par Ehrmann et Köttnitz, qui réunissent de nombreux faits, et, sans les distinguer les uns des autres, étudient côte à côte les lipomes circonscrits symétriques, les lipomes congénitaux et l'adéno-lipomatose symétrique diffuse.

Terminons le bilan des observations étrangères en signalant six cas recueillis par Langer à la clinique de Billroth à Vienne, ceux de Virchow, Schmitt, Schuchardt, Muller, Socin, Guder, Leval, Sick. Curschmann (1) repré-

---

(1) CURSCHMANN. *Klinische Abbildungen*, 1894.

sente 2 malades porteurs de tuméfactions absolument caractéristiques avec le diagnostic de « lipomatosis perimuscularis diffusa »; il en avait cité trois observations personnelles au Congrès de 1889. Il semble voir dans l'affection une adipose périmusculaire et croit avoir été le premier à la décrire.

En 1897, von Oiste (1) fait l'inventaire, assez incomplet à vrai dire des cas les plus récemment observés.

En somme, à partir de Benjamin Brodie, un peu partout et à intervalles assez éloignés, la science enregistre des cas isolés. Des efforts de synthèse sont ensuite tentés en Angleterre par Mac Cormac, Morrant Baker et Anthony Bowlby. Mais c'est incontestablement au Pᴿ Madelung, de Rostock, qu'est due la première systématisation de la forme morbide qui nous occupe : si quelque chose est à reprendre dans son beau travail, c'est uniquement la dénomination malheureuse de Fetthals (cou gras). Si on voulait introduire un nom propre dans la désignation de la maladie, « Maladie de Madelung » est le terme qu'il faudrait employer. Son œuvre de groupement passa malheureusement trop inaperçue. Surtout en France, la confusion continua de plus belle ; la thèse de Marçais n'y mit pas fin, malgré les éléments importants dont il disposait, malgré l'inspiration de Lejars, si évidente dans les conclusions, mais trop perdue de vue dans le corps du travail. Jusque dans les derniers temps, des observations typiques se perdent sous le titre banal de lipomes symétriques ; chaque présentation

---

(1) Von Oiste. *Diss. inaug.* Marbourg, 1897.

suscite une dénomination nouvelle, et la diversité des étiquettes masque la similitude des cas. Néanmoins les documents s'amassent : c'est à MM. Launois et Bensaude qu'il était réservé de faire l'ordre dans ce chaos.

Disposant d'un nombre bien plus considérable d'observations que les auteurs anglais et allemands précités, ils ont pu ajouter au tableau clinique certaines particularités intéressantes auparavant méconnues.

Une étude clinique minutieuse des faits, les résultats fournis par l'anatomie pathologique, malheureusement encore incomplets, leur ont permis de justifier le groupement qu'avaient cherché à établir les précédents observateurs, et les ont amenés à considérer l'affection comme une maladie particulière, ayant son siège primitif dans les ganglions et vaisseaux lymphatiques.

SYMPTOMATOLOGIE

Symptômes locaux. — Le tableau symptomatique que présentent les malades atteints d'*adéno-lipomatose symétrique,* lorsque l'affection est arrivée à une certaine période de son développement, est tout à fait caractéristique. Mieux que toute description, les photographies ci-jointes permettent de saisir les modifications survenues dans l'habitus extérieur par le fait du développement des tumeurs. On est frappé par le facies si spécial des malades, sur lequel insistent tous les auteurs, dès les premières lignes de leurs observations. S'il existe entre les différents cas quelques nuances, celles-ci tiennent au degré de développement et au volume variable des tuméfactions.

C'est ainsi que, dans les cas les moins accusés, le malade présente seulement, au-dessous du menton, une saillie médiane, ayant l'aspect d'*un croissant à concavité supérieure,* dont les cornes se perdent vers les angles de la mâchoire. A mesure que cette tuméfaction se développe, la région antérieure du cou prend la forme d'un menton à double ou triple étage analogue à celui des gens obèses ou, comme dans le cas de Jeanselme, la forme du cou dit proconsulaire. La face se trouve alors encadrée par un bourrelet adipeux, nettement demi-circulaire ou bilobé à sa partie antérieure. La tuméfaction sous-mentonnière peut faire défaut, ou à peu près, et être remplacée par deux tumeurs siégeant symétriquement dans les régions sous-maxillaires.

Sur les parties latérales de la face apparaissent *des déformations similaires aux régions parotidiennes et préauriculaires*. Ces dernières sont généralement petites, tantôt arrondies, tantôt allongées sous forme d'une amande, tantôt plaquées sur la région préauriculaire à la manière des prolongements inférieurs du pscheut égyptien.

La nuque est également occupée par des saillies symétriques qui, le plus souvent, apparaissent les premières.

Presque toujours on en trouve deux dans les fossettes rétro-mastoïdiennes; elles restent en partie cachées par les cheveux. Bouju nous les montre énormes, supportant avec 2 autres masses également antérieures, sous-maxillaires, la tête du patient.

A la partie postérieure et inférieure du cou, *au niveau de la vertèbre proéminente* existe une autre tuméfaction tantôt unique, tantôt divisée en deux lobes par un sillon médian.

Elle peut rester petite et ne toucher la tête que lorsque le malade la rejette en arrière (Obs. Jeanselme et Buffe-noir); parfois elle prend un accroissement considérable.

Dans ce dernier cas, les deux tumeurs supérieures et les deux inférieures finissent par se rapprocher au point de n'être plus séparées que par deux sillons réciproquement perpendiculaires, rappelant par leur réunion l'aspect des tubercules quadrijumeaux.

Assez souvent, au lieu de quatre tumeurs, on n'en trouve que trois (deux supérieures et une inférieure). Ces tumeurs reproduisent alors la forme d'une feuille de trèfle et les sillons qui les séparent se trouvent disposés comme les branches d'un T renversé.

Les masses lipomateuses peuvent atteindre de telles proportions qu'elles débordent la région cervicale où elles ont pris naissance et tombent comme des mamelles sur la poitrine ou sur le dos. Une photographie annexée au mémoire de Madelung montre la réalisation de cette hypertrophie monstrueuse.

Les diverses tuméfactions dans les régions cervicofaciales, au lieu de rester indépendantes les unes des autres, peuvent, à un moment donné, se rejoindre et former *une énorme collerette* à contours plus ou moins saillants et plus ou moins bosselés, autour de la face et du cou.

La tête du malade de Virchow émerge comme d'un énorme coussin. L'encolure mesure 60 centimètres de circonférence, 44 d'une oreille à l'autre. Bouju trouve à son malade une encolure de 52 centimètres.

« La tête est appuyée sur un collier énorme, comme prise dans une minerve. » Quand l'affection est très accentuée, mais les tissus peu fermes, les comparaisons changent ; les auteurs parlent de sacs pendant en avant et en arrière, de tentures (Schmidt).

Dans certains cas, « le volume du cou et de la tête allant progressivement en décroissant de bas en haut, il en résulte que l'extrémité céphalique, depuis les épaules jusqu'au sommet du vertex, a la forme d'une pyramide tronquée à base inférieure et à sommet supérieur » (Hayem).

Quel que soit le développement des masses graisseuses, elles ne dépassent jamais, à la partie supérieure et postérieure de la nuque, une ligne réunissant la base des deux apophyses mastoïdes.

Les productions lipomateuses peuvent rester localisées uniquement à la région cervico-faciale.

C'était le cas pour un malade de Williams, pour 3 de Morrant Baker et Anthony Bowlby, 2 de Socin, 1 de Madelung, 2 de Stoll, pour le malade de Lejars, pour celui de Mouchet et dans le deuxième fait de J. Leval.

Le plus souvent une inspection méthodique permet d'en retrouver *d'autres sur le reste du corps*. Elles siègent en de véritables lieux d'élection qui sont les parties supérieures et internes des membres, tant au bras qu'à la cuisse, les régions pectorale, épigastrique, sus-pubienne, enfin, dans la région dorso-lombaire, les parties latérales de la colonne vertébrale.

Aux bras, l'hypertrophie la plus énorme est celle du patient de Schmidt; ses épaules sont extraordinairement élargies par 2 énormes masses qui couvrent le deltoïde et descendent jusqu'à mi-bras. L'avant-bras normal semble comparativement grêle par rapport à ces manchons graisseux.

Dans de nombreuses observations, *le malade est porteur de mamelles* comme une femme qui nourrit (Siredey, Henningsen, etc.).

Le long des grands droits de l'abdomen, les dépôts adipeux sont fréquents : ils peuvent s'étaler en deux bandes le long de la ligne blanche ou saillir comme deux grosses bosses. Quelquefois elles se conjuguent en une tuméfaction médiane qui fait circonvallation à l'ombilic. Le nombril, dans le cas de Schmidt, est profondément enfoncé et comme rétracté.

Quand l'abdomen hypertrophié retombe au-devant des parties génitales, il n'est pas sans rappeler le tablier adipeux des femmes hottentotes ou boschimanes.

Avec le haut des cuisses, le scrotum, jusqu'au périnée, est le siège d'une infiltration graisseuse généralisée dans le cas de Virchow-Schottmuller. La même région, moins le périnée, est envahie dans le cas de Bucquoy, ou une double tuméfaction graisseuse refoule les testicules vers l'anneau inguinal.

Parfois *le nombre* des tuméfactions est plus grand encore : on les voit envahir d'autres régions et devenir confluentes : elles mamelonnent la paroi abdominale antérieure (Jeanselme et Buffenoir) ou déforment toute la surface du corps, ainsi que l'a observé Langer, dont le malade avait le ventre et surtout le dos comme capitonnés de tumeurs.

On compte 18 bosses ou dépôts adipeux sur le malade de Guder, 21 sur celui de Bouju, 20 au moins sur celui de Siredey, au moins autant sur celui de Schmidt ; 43 enfin dans celui de Darbez.

Mais, même dans les cas de ce genre, les extrémités des membres restent indemnes et contrastent par leur aspect normal avec le développement extraordinaire qu'ont pris les autres régions du corps. Beaucoup d'auteurs notent l'aspect extraordinaire de ces membres athlétiques à leur racine, étiques à leur extrémité distale. L'hypertrophie graisseuse scapulo-humérale donnait au bras du malade de Jeanselme et Buffenoir « une forme en gigot, la partie supérieure étant la plus large ». On a vu plus haut ce qui concerne le sujet de Schmidt. Von Oiste fait une remarque analogue à propos des membres supérieurs de son malade, tuberculeux et cachectique cependant. « C'est un homme de petite taille, écrit Bouju de son malade, il pèse 117 livres et dit avoir pesé 150 livres il y a 7 ans ; les membres inférieurs et supérieurs sont grêles et font un contraste bizarre avec le tronc et surtout la tête qui présente un développement anormal presque monstrueux. »

Deux données importantes se retrouvent dans tous les cas : *les tuméfactions sont symétriques, tantôt disposées par paires, tantôt impaires et médianes;* de plus, elles présentent tous les caractères objectifs des lipomes diffus. Si leurs reliefs sont bien indiqués, leurs contours sont toujours mal délimités : à la périphérie, en effet, elles se continuent avec le tissu cellulo-adipeux environnant. A leur niveau, *la peau* est fine et normale et a conservé toute sa mobilité. Il existe cependant quelques exceptions à cette règle : adhérences multiples à la face profonde du derme (Guder, etc.), varices lymphatiques de la peau (Sibley) (1), aspect éléphantiasique localisé à l'aisselle (Hayem) (2).

---

(1) « A la partie inférieure de l'abdomen les téguments présentent de chaque côté du muscle grand droit, sur les bords de la tumeur sous-ombilicale, quelques traînées blanchâtres (lineæ albicantes), bien marquées ; la même apparence de la peau se retrouve au niveau de la région deltoïdienne, surtout à gauche, où les stries ont une direction à peu près verticale. »

(2) La peau, « dans cette région, est considérablement épaissie, ridée,

Dans le fait de M. Hayem, le réseau veineux est très développé à la surface de toutes les tumeurs et surtout autour d'elles.

Dans aucun cas, la peau n'a présenté la moindre tendance à l'ulcération.

Par la palpation, on trouve, tantôt une surface lisse, homogène, tantôt et le plus souvent une surface irrégulière et lobulée.

Ainsi, chez le malade de Jeanselme et Buffenoir, à la région sacro-iliaque, la consistance est pseudo-fluctuante, sans lobulation, tandis qu'à la face interne du bras, la masse est nettement lobulée.

La consistance est celle du lipome ordinaire : molle, pâteuse, sans qu'on puisse, toutefois, déterminer de godet par la pression.

On peut, à ce point de vue, distinguer trois variétés de tumeurs : les plus molles sont celles de la région sous-mentonnière qui donnent souvent lieu à une fausse fluctuation analogue à celle des lipomes mous ; les plus dures occupent la nuque ; enfin, la consistance des autres tuméfactions tient le milieu entre les deux.

On a, d'ailleurs, observé des changements assez brusques de consistance survenant sur une même tumeur et coïncidant généralement avec des changements de volume.

Ces modifications étaient très marquées chez un malade de Sibley.

---

chagrinée, grenue, comparable à la peau d'orange, impossible à plisser : elle a, en un mot, un aspect éléphantiasique. »

Guder note une consistance plus molle au centre que sur les bords, mais plus souvent la palpation permet de constater, au milieu de la masse encore peu développée, l'existence de noyaux mal isolés et résistants, noyés dans une atmosphère de tissu adipeux.

Jusque dans les cas les plus accentués, cette sensation peut persister, malgré l'abondance de la graisse :

« Une palpation attentive, dit M. Hayem, permet de reconnaître en certains points de petites masses arrondies, plus fermes, nettement séparées les unes des autres et roulant sous les doigts : ce sont des ganglions lymphatiques hypertrophiés, noyés dans une énorme masse de tissu adipeux.

« Dans les régions maxillaires et sus-claviculaires, l'abondance de la graisse empêche de sentir les ganglions. Ils sont très nets à la nuque et faciles à reconnaître dans les aines, dans l'aisselle droite et surtout dans l'aisselle gauche.

« Là, non seulement on sent des ganglions hypertrophiés, mais encore des sortes de cordons indurés qui semblent les réunir entre eux. »

De même, Jeanselme et Buffenoir : « Le triangle de Scarpa, des 2 côtés, est comblé par des masses adipeuses au milieu desquelles on retrouve quelques ganglions inguinaux. »

D'autres fois on sent, vers le centre de la tumeur, un seul noyau plus ferme. La comparaison de ces tuméfactions avec des amas de ganglions lymphatiques est souvent indiquée par les observateurs (Huguier, Margerin, Baker et Bowlby, etc.)

Huguier, décrivant les lipomes qu'il rencontrait dans la région sous-hyoïdienne de son malade, s'exprime ainsi : « s'ils existaient sans les autres lipomes on pourrait les prendre pour de simples engorgements ganglionnaires ».

Margerin, de son côté, indique que la pression au niveau d'une tumeur graisseuse située à la hauteur de la 6ᵉ vertèbre cervicale simulait « un amas de petites tumeurs donnant la sensation de ganglions lymphatiques ».

Plus loin, le même auteur écrit à propos d'une tuméfaction de la région antéro-externe du bras : « Nous ne saurions mieux comparer cette sensation qu'à celle que donnerait un paquet de canaux différents que l'on supposerait parsemés de nodosités fibreuses de différents volumes ».

Au voisinage des tumeurs, on trouve parfois des ganglions lymphatiques petits et durs.

De plus, chez le malade de Launois et Bensaude, on rencontrait le long de la face interne de chaque cuisse, un cordon saillant, dur, sinueux et bosselé qui suivait un trajet parallèle à celui de la veine saphène interne ; il venait se perdre dans le centre même de la tuméfaction inguinale. Il s'agissait, vraisemblablement, d'un tronc lymphatique dont les parois étaient hypertrophiées.

En résumé, la *symétrie*, la *forme diffuse* et les *localisalions spéciales*, tels sont les trois grands caractères objectifs de l'adéno-lipome.

DÉBUT, MARCHE ET TERMINAISON

Le début de l'affection est généralement obscur ; comme l'évolution des tumeurs se fait lentement, sans déterminer de douleurs, les malades ne peuvent préciser ni l'époque de leur apparition ni même bien souvent leur siège initial.

Dans l'immense majorité des cas, *les premières tumeurs* se montrent *dans la région cervicale*, en particulier *à la nuque*. Les fossettes rétro-mastoïdiennes sont occupées d'emblée simultanément ou l'une après l'autre. Mais l'affection peut aussi débuter par l'angle de la mâchoire (cas de Merlin, de G. de Vaernewyk), par le menton (2ᵉ cas de Williams), soit par des saillies préauriculaires (2ᵉ cas de Leval), soit par les régions parotidiennes (cas de Hayem). En somme, « du cou comme centre, ainsi que le dit Virchow, l'adipose va rayonnant dans toutes les directions, comme s'il y avait un contagionnement des surfaces et des plans par les surfaces et les plans voisins ; c'est la règle habituelle, elle est susceptible de toutes sortes d'exceptions ».

Parfois les tuméfactions se développent simultanément

au niveau du cou et d'autres parties du corps (cas de Bucquoy).

Plus rares sont les faits où l'affection apparaît primitivement au tronc ou à la racine des membres pour envahir ensuite la région cervicale.

La malade de Langer, à 49 ans, sans antécédents morbides, voit une saillie rouge, douloureuse, s'élever tout d'un coup dans la région scapulo-humérale. Douleur et rougeur se dissipent et la tuméfaction reste et grandit. En 6 ans, sont successivement envahis la nuque, le ventre, les cuisses. Ceci est évidemment exceptionnel, comme si les cas féminins devaient toujours par quelque endroit s'écarter du type classique. Chez le malade de Henningsen l'abdomen s'infiltre d'abord, puis le dos, 7 ans après les bras, enfin la nuque et les avant-bras. Les tuméfactions abdominales sont colossales, grosses comme des œufs d'autruche, de chaque côté de la ligne blanche, entre la symphyse pubienne et l'appendice xyphoïde.

Le développement de deux tumeurs symétriques n'est pas nécessairement simultané. Dans un cas de Mac Cormac par exemple, la tumeur du côté droit du cou s'était montrée 10 ans après celle du côté gauche. Muller a noté chez son malade ce fait intéressant que les tuméfactions du côté droit du corps ont toujours précédé dans leur apparition celles du côté gauche. Le malade de Merlin n'avait qu'un demi-collier. On procéda à son ablation chirurgicale ; il serait curieux de savoir si l'autre demi-collier n'apparut pas postérieurement.

La croissance des adéno-lipomes se fait tantôt insensiblement, tantôt par poussées.

Leur rapidité d'accroissement varie non seulement chez chaque malade, mais encore pour chaque tumeur qu'il présente.

Généralement, lorsqu'ils sont arrivés à un certain volume, les adéno-lipomes tendent à rester stationnaires. Leur maximum de développement est atteint en un temps variable : tantôt au bout de quelques mois, tantôt, et le plus souvent, au bout de plusieurs années.

On a vu des tumeurs rester stationnaires pendant 16, 27 et même 37 ans. Elles peuvent brusquement, après une période plus ou moins longue de lente évolution, être le siège de véritables poussées qui les font doubler ou même tripler rapidement de volume.

Chez un des malades de Madelung (3ᵉ obs.) on vit, au bout de 20 ans, des accidents menaçants de compression coïncider avec une augmentation de volume des tuméfactions.

Une des particularités les plus intéressantes que présentent ces tumeurs dans leur évolution, c'est qu'elles peuvent être, à certains moments, *le siège d'augmentation et de diminution alternatives de volume*. Ces changements faisaient que certains jours seulement le malade de Sibley n'arrivait pas à se raser lui-même. Ces variations, qui s'observent également dans les adéno-lymphocèles, confirment, à notre avis, l'hypothèse d'une origine vasculaire lymphatique.

Jamais on n'a observé une disparition complète des tumeurs.

Dans quelques cas cependant (Brodie, Baker), on a vu les masses lipomateuses diminuer au point de devenir presque méconnaissables.

Ils y voient, en effet, une maladie dont le siège primitif est dans les ganglions et vaisseaux lymphatiques, et à l'appui de cette conception nouvelle, ils apportent des preuves multiples et fortes.

Le début de l'affection est généralement obscur; comme l'évolution des tumeurs se fait lentement, sans déterminer de douleurs, les malades ne peuvent préciser ni l'époque de leur début ni même bien souvent leur siège initial.

Le plus souvent c'est le médecin consulté pour une affection intercurrente qui leur en révèle l'existence.

L'adéno-lipome symétrique diffus, comme le lipome vrai, ne participe pas aux oscillations générales de la nutrition; il semble avoir une individualité propre sur le terrain où on le voit évoluer: les tumeurs conservent leur volume dans l'amaigrissement, dans l'inanition des maladies cachectisantes comme la suberculese, le cancer, l'albuminurie, etc.

L'examen sommaire de la photographie, que nous a gracieusement communiquée M. Lejars, permet de se rendre compte de cette particularité. Deux observations font toutefois exception à cette règle, celles de Baker et d'Ehrenwall.

Dans la première, lorsque le malade succombe à une affection obscure, les lipomes ont presque complètement disparu. Dans la seconde, le sujet, par l'hygiène et la vie au grand air, devient méconnaissable, tant la régression est prononcée, quoique l'embonpoint n'ait guère diminué.

DIAGNOSTIC

Le diagnostic de l'adéno-lipomatose symétrique, quand l'affection est arrivée à sa période d'état, est *généralement très facile ;* il s'impose, pourrait-on dire, dans la majorité des cas.

Si pourtant des erreurs de diagnostic ont été commises, c'est que jusqu'ici la maladie a été peu étudiée et surtout n'a pas été nettement délimitée et considérée comme une entité morbide particulière.

Les difficultés ne surgissent en réalité que dans les cas exceptionnels où les premières masses lipomateuses diffuses apparaissent dans des régions autre que le cou ou la nuque.

L'adéno-lipomatose n'a été confondue avec l'*obésité* que dans les cas relativement rares, où les deux états morbides coïncidaient. Chez les gens obèses, il existe souvent un bourrelet graisseux plus ou moins volumineux dans les régions cervicales antérieure et postérieure ; mais ce bourrelet ne reproduit jamais l'aspect si caractéristique du collier que nous avons décrit précédemment. Il est beaucoup plus diffus et ne se présente jamais sous la forme de tuméfactions plus ou moins indépendantes les unes des autres. De plus, chez les gens porteurs d'adéno-lipomes, on ne retrouve pas les signes habituels de l'adipose viscérale ou périviscérale (cœur, reins, etc.).

Les *lipomes congénitaux*, qui eux aussi peuvent s'infiltrer profondément dans les masses musculaires du cou, se distinguent par leur apparition précoce dans le jeune âge. Ils ne donnent jamais lieu à des déformations monstrueuses analogues à celles que nous avons décrites.

Les *lipomes vrais* peuvent parfois être multiples et affecter une disposition à peu près symétrique. Toujours le lipome, en pareil cas, constitue une tumeur nettement circonscrite et parfaitement encapsulée, dont le volume n'atteint jamais les proportions énormes des masses que nous avons précédemment décrites. Leur multiplicité est parfois telles qu'on en a compté jusqu'à 2,000 chez le même malade ; cette confluence ne s'observe jamais dans l'adéno-lipomatose.

Plettner (1), qui a passé en revue un grand nombre de lipomes intermusculaires (102), dit expressément qu'en aucun cas il ne saurait être question de lipomes diffus.

Quand les tuméfactions graisseuses siègent dans des régions riches en ganglions et vaisseaux lymphatiques (la racine des membres et en particulier le creux inguinal), elles offrent les plus grandes analogies avec l'*adéno-lymphocèle*. On sait que cette variété de tumeur peut subir en certains points la dégénérescence graisseuse ; elle se présente alors sous forme de tuméfactions symétriques, indolentes, molles, dans lesquelles on retrouve des noyaux

---

(1) PLETTNER. *Thèse,* Halle, 1893.

mal isolés et indurés ; à la périphérie on constate presque toujours la présence de ganglions ou de troncs lymphatiques hypertrophiés ; de plus, l'adéno-lymphocèle est sujet à des variations plus ou moins rapides de volume. Nous avons montré que ces caractères peuvent se retrouver souvent dans l'adéno-lipomatose, aussi sommes-nous amenés à supposer qu'il existe une relation étroite entre les deux espèces de tumeurs qui, cependant, ne peuvent être confondues dans le même groupe morbide. Leur siège respectif est différent : on n'a, en effet, jamais observé l'adéno-lymphocèle à la nuque ni en dehors des sphères ganglionnaires habituelles. Mais entre les deux affections, il y a probablement plus qu'une simple analogie.

Il existe quelques analogies entre l'affection que nous décrivons et les *pseudo-lipomes sus-claviculaires* que Verneuil et Potain ont observés et décrits chez les arthritiques. On les rencontre surtout chez la femme (16 fois sur 20 cas pour Potain, 3 fois sur 4 cas pour Verneuil). De plus, leurs caractères distinctifs sont les suivants : ils siègent primitivement dans les régions sus-claviculaires, ils apparaissent souvent d'une façon soudaine, ils coexistent parfois avec de l'œdème sous-cutané et presque toujours avec les manifestations multiples de l'arthritisme ou du rhumatisme. L'influence du froid et de l'humidité semble tenir une place importante dans leur pathogénie. Mais, à côté de ces caractères qui leur sont propres, il en est d'autres qui leur sont communs avec les adéno-lipomes, tels que leurs oscillations de volume, leur coexistence possible avec d'autres masses graisseuses siégeant en différentes régions du corps.

Il existe, d'ailleurs, des cas de transition dont précisément notre malade peut passer pour un type.

Du côté du pseudo-lipome sus-claviculaire, la délimitation n'est pas toujours absolument nette non plus : *Potain* (1) l'a vu se prolonger sous la clavicule, dans le creux axillaire, jusqu'à la base de la poitrine et même dans le médiastin. Chez un de ses autres malades, les pseudo-lipomes, par un temps humide, pouvaient prendre un tel volume, que le menton venait buter contre les énormes saillies latérales et que la tête se trouve presque immobilisée (2).

Enfin le même auteur signale chez certains de ses malades, des symptômes d'excitabilité vague ou d'hypocondrie que nous avons également notés parmi les symptômes possibles de l'affection qui nous occupe.

––––––

(1) Potain. *Gaz. hebd.*, 1882, p. 681 et 687.
(2) Commun.. orale à Dieu. *Thèse*, Paris, 1885.

ANATOMIE PATHOLOGIQUE

Le premier point qu'il nous paraît utile de mettre en relief est le suivant : les lipomes diffus symétriques ne se rencontrent pas indifféremment dans toutes les parties du corps ; ils affectent une *prédilection marquée pour certaines régions,* telles que les régions cervico-faciale, mammaire, axillaire, inguinale, sus-pubienne, lombo-dorsale, etc.

Cette prédilection des masses lipomateuses pour certaines régions toujours les mêmes s'explique, à notre avis, par l'existence dans ces régions de ganglions lymphatiques. Elles peuvent, d'ailleurs, s'observer en des points où l'existence des ganglions normaux n'est pas habituellement indiquée et où cependant on peut les rencontrer (voir pathogénie). 54 fois sur 70 cas, les tumeurs du cou coexistaient avec des tumeurs d'autres parties du corps.

L'anatomie pathologique n'est, comme nous l'avons dit, qu'incomplètement connue. Les principaux éléments en sont fournis par des autopsies, celles de Darbez, Williams, Von Oiste, par une biopsie de M. Delbet et par les pièces recueillies au cours d'interventions chirurgicales.

Le caractère macroscopique le plus important de cette

variété de tumeurs lipomateuses est d'être *diffuses* : elles s'infiltrent dans la profondeur et adhèrent étroitement aux tissus environnants. Les tumeurs cervicales enlevées commençaient dans le tissu cellulaire sous-cutané et pénétraient à travers l'aponévrose cervicale jusque dans l'interstice des muscles de la nuque et parfois même jusqu'aux apophyses épineuses des vertèbres cervicales (Obs. de Huckins, etc.). Les tumeurs des régions antéro-latérales du cou s'insinuent parfois entre les gros vaisseaux et envoient des prolongements entre le larynx et le pharynx (cas de Bryk, Madelung n° 3, Huckins). On pourrait presque, dans ce cas, leur attribuer une véritable malignité.

La profondeur de ces masses adipeuses est loin d'être toujours en rapport avec leur volume : même dans les cas en apparence les moins développés, les chirurgiens, au cours de leurs opérations, ont été obligés de pousser très profondément leurs investigations, et n'ont pu néanmoins enlever la masse en totalité.

Jamais, au cours des opérations, on n'a pu constater autour des tumeurs l'existence d'*une coque fibreuse complète*. A ce point de vue, les adéno-lipomes symétriques doivent être opposés aux lipomes vrais, qui sont toujours nettement encapsulés et s'énucléent avec la plus grande facilité dès qu'on a incisé leur enveloppe. Le cas de Steinkopf ne doit pas être considéré comme une exception à cette règle : au cours de la dernière opération qu'il relate, on s'aperçut que, dans une petite étendue, chacune des tumeurs jumelles de la nuque était limitée par une sorte de capsule, tandis que partout ailleurs elle était infiltrée et intimement adhérente aux tissus voisins.

La *structure* des fragments d'adéno-lipomes enlevés est identique à celle du tissu adipeux. Marçais a montré que la graisse se développe autour des vaisseaux ; il a d'ailleurs noté, dans le cas de M. Lejars, de l'endopéri-artérite et de l'endopériphlébite.

Ces lésions correspondraient assez au processus irritatif indiqué par Virchow.

« A un faible grossissement, écrit Marçais, sur une coupe faite parallèlement aux fibres (Verick. obj. 1. ocul. O), on se rend facilement compte de la topographie de la lésion. Accolé aux faisceaux de fibres musculaires franchement colorées par les diverses teintures, on trouve un réseau de mailles élégantes qui diminue de largeur à mesure que l'on s'éloigne du centre de la tumeur. Ces mailles correspondent aux cellules adipeuses, dont les réactifs ont, comme nous l'avons dit, chassé la graisse. On les voit s'effiler au loin, se réduire à de minces bandes, qui, en se rejoignant par des tractus transversaux, fractionnent le muscle d'une manière assez régulière (fig. 1).

Ces mailles adipeuses s'adossent à des parties qui se colorent aisément par tous les réactifs, mais que le carmin teinte vivement en rose, ce sont des faisceaux du tissu conjonctif. Au milieu de ce tissu conjonctif, mais plus souvent au centre même des mailles qui les enveloppent comme une dentelle, on reconnaît des vaisseaux encore remplis d'hématies, artères, veines, capillaires, ainsi que des filets nerveux.

Un premier fait important à constater, c'est, que la graisse est *péri-vasculaire, et que, partout où elle existe, existent des vaisseaux.* Elle se répartit suivant le mode de vascularisation des muscles, c'est-à-dire suivant des lignes parallèles à l'axe des fibres musculaires, réunies de place en place par des lignes transversales. Mais partout où il y a des vaisseaux, il n'y a pas forcément du tissu graisseux, et cependant, comme nous le verrons, les plus fines ramifications vasculaires ne se présentent pas à l'état normal.

Que peut-on constater à faible grossissement sur l'état de l'élément noble ? C'est que les fibres musculaires apparaissent toujours groupées par 6, 8, 10 et plus en faisceaux secondaires et que *jamais* ou très rarement, la graisse ne pénètre dans un faisceau secondaire, ce qui d'ailleurs concorde d'une part avec la faible quantité de tissu conjonctif, compris normalement entre les faisceaux primitifs et de l'autre avec la distribution des capillaires, qui ne pénètrent pas au sein de la fibre musculaire et restent toujours extérieurs au sarcolemme.

Ajoutons que déjà, — sur les préparations colorées à l'hématoxyline par exemple —, on est frappé de l'abondance des noyaux qui forment par place des colonnettes ininterrompues.

Il faut maintenant examiner successivement chacune de ces parties *à un grossissement plus fort.*

Les *cellules du lipome* ont la structure des cellules adipeuses normales, ou du lipome sous-cutané ordinaire. On retrouve facilement, à la face interne d'une maille qui représente leur membrane d'enveloppe, leur noyau aplati, entouré d'une faible quantité de protoplasma. Leurs dimensions, comme l'a signalé M. Verneuil, dépassent de beaucoup les cellules adipeuses normales. Sur nos préparations, nous avons souvent constaté qu'elles atteignaient et dépassaient même les diamètres d'une fibre musculaire, coupée en travers. Le stroma qui les supporte est formé par de fines fibrilles conjonctives que l'on voit partir des faisceaux ondulés du tissu de soutien, et le tissu conjonctif fasciculé les sépare en général des fibres musculaires, d'où il résulte que les cellules lipomateuses ne se mettent pas directement en contact avec les éléments contractiles : elles s'appliquent au contraire étroitement à tous les rameaux vasculaires.

Quel est l'état du *tissu musculaire* ainsi englobé ? En aucun endroit nous n'avons rencontré de dégénérescence bien marquée. Presque partout, la fibre musculaire conserve son aspect strié que le carmin de Grenacher et le vert de méthyle font particulièrement ressortir. Si, çà et là, elle semble anormale, il ne faut pas oublier que les fragments étudiés ont subi un traumatisme opératoire comme le rappellent certaines extrémités étirées, bordées d'amas de globules sanguins.

Quant aux dimensions de ces fibres, elles sont, par places, très amoindries ; fréquemment, au centre des faisceaux on en rencontre, qui sont réduites de moitié : sur ces fibres-là, la striation devient moins nette.

Mais ce qui frappe surtout, c'est la prolifération des noyaux des fibres musculaires ; tantôt ils se montrent en série régulière de 8 à 10, et plus, sur les bords de la fibre, sous le sarcolemme, se touchant par leurs extrémités ; tantôt au milieu même de la fibre, il se disposent en groupes de 15 à 20, orientés dans tous les sens ; ils sont plus volumineux qu'à l'état normal. Ces files marginales

nucléaires, dans les préparations colorées par l'hématoxyline ou le carmin de Grenacher, soulignent fortement
les contours des fibres, surtout sur les coupes un peu
épaisses.

Que deviennent *les vaisseaux et les nerfs* englobés de
tous côtés, comme nous l'avons indiqué, par les cellules
du lipome? Si nous n'avons pu rencontrer des lésions bien
nettes des filets nerveux qui échappent facilement par leur
finesse à l'observation, nous avons au moins constaté
que les vaisseaux nourriciers des muscles présentaient des
lésions caractérisées.

Ainsi que l'indique la planche n° 2 qui représente des
artérioles et des veinules d'une travée lipomateuse observées à un fort grossissement (Leitz-oc. 4, obj. 6), les vaisseaux sont atteints à la fois dans leur endothélium, qui
prolifère et végète dans la lumière et dans leur paroi
externe épaissie et infiltrée de cellules de néoformation;
il y a donc endo et périartérite, et endo et périphlébite.
Notons que ces lésions sont surtout marquées sur les petits
rameaux vasculaires, les troncs moyens paraissant plutôt
indemmes. Les capillaires sont eux-mêmes atteints, non
seulement au centre du lipome, mais aussi au centre
même des fibres musculaires, là où il n'y a pas d'invasion
adipeuse. Leur double contour est fortement accusé par
de nombreux noyaux endothéliaux qui se rapprochent et
se confondent par place.

Quant aux *nerfs,* il ne nous a pas été donné de rencontrer des lésions bien caractérisées : sur un filet com-
prenant 6 à 8 tubes, environnés de cellules adipeuses,
nous avons noté une infiltration de quelques noyaux qui

paraissaient venir du tissu conjonctif d'enveloppe. Il nous semble difficile, d'ailleurs, d'admettre qu'ils conservent une structure absolument normale au milieu des coussinets graisseux qui les enveloppent complètement. Mais pour nous ce n'ést là qu'une lésion secondaire due à la compression ou à la gêne de circulation. Nous croyons en effet qu'un trouble d'innervation de nature difficile à déterminer dans tous les cas est l'origine du processus des formations graisseuses. »

L'état des ganglions lymphatiques ne se trouve généralement pas mentionné. Une tumeur de l'aine, enlevée au malade de M. Hayem, par M. Pierre Delbet, n'était essentiellement composée que de tissu graisseux, renfermant de petits ganglions noirâtres (1).

Pour compléter ces renseignements, nous pourrions rapporter la relation que Darbez fait de l'autopsie d'un de ses malades : il dit avoir observé une dégénérescence carcinomateuse des ganglions sans indiquer le point de départ de la lésion et ne fournit pas d'éléments suffisants pour justifier sa manière de voir. Nous ne pouvons non plus tirer parti du cas de Williams, son malade ayant, paraît-il, succombé à un cancer lingual, avec dégénérescence des ganglions cervicaux.

Il est bien regrettable que le protocole du malade de Guder, dû à l'Institut anatomo-pathologique de Marbourg ne dise mot au sujet des ganglions lymphatiques,

---

(1) Voir à la Pathogénie l'intéressant examen d'une masse ganglionnaire enlevée au malade de MM. Béclère et Tissier (Obs. II).

ni de l'examen microscopique des saillies développées chez lui à un si haut degré. Le seul point intéressant qui mérite d'être relevé dans l'autopsie de Guder c'est qu'il a trouvé un mésentère remarquablement chargé de graisse (malgré que son sujet eût succombé à la cachexie tuberculeuse), ainsi qu'une surcharge graisseuse du péricarde.

La participation que prend le système lymphatique dans la production des masses lipomateuses ne pourra être bien précisée que le jour où on aura des renseignements suffisants : 1° sur la structure des tumeurs au début de leur évolution ; 2° sur la nature exacte des masses dures qui s'observent au centre de certaines tumeurs lipomateuses ; 3° sur l'état des ganglions et des vaisseaux lymphatiques du voisinage.

Grâce à la bienveillance de M. le professeur Duplay et au concours de MM. Cazin et Schwartz, MM. Launois et Bensaude ont pu étudier les fragments d'une tumeur adéno-lipomateuse du cou siégeant au voisinage de la proéminente. Elle a paru différer de ce que l'on voit habituellement dans le lipome ordinaire par la disposition alvéolaire des travées conjonctives et par la petitesse des cellules graisseuses de certaines parties. D'autres biopsies (Sick) prouvent qu'il y a là un caractère assez constant.

ÉTIOLOGIE

Madelung estimait à 33 le nombre des cas publiés ; von Oiste, en 1897, parle de 5o et quelques ; MM. Launois et Bensaude, dans leur *Mémoire de la Société des Hôpitaux*, donnent un résumé de 65 observations. Nous avons pu en rassembler un certain nombre de nouvelles.

Ce n'est pas que la maladie ne soit rare. Virchow, en 1892, déclare n'en avoir pas eu d'exemple sous les yeux depuis dix ans.

Les adéno-lipomes ont cependant une *fréquence* beaucoup moins grande que celle des lipomes vrais. Sur 76 tumeurs lipomateuses, traitées pendant huit ans au Middlesex Hospital, 6 étaient des lipomes congénitaux et 3 des adéno-lipomes symétriques diffus (Williams).

L'adéno-lipomatose s'observe *presque exclusivement chez les hommes*.

Les lipomes symétriques diffus ont été rencontrés parfois chez la femme (Mathieu, Dartignolles, Boucher, von Waal, Langer, etc.). Mais, dans ce cas, la maladie diffère le plus souvent du type classique, c'est-à-dire de celui qui s'observe chez l'homme et qui est remarquable par la constance de ses caractères cliniques.

Parmi les cas publiés concernant des femmes, ceux de Dartignolles, Lejars (V. photographie n°   ) et Kœnig, sont les seuls où il existe une déformation du cou et de la face. Nous manquons de détails sur les deux derniers ; nous relevons cependant plusieurs particularités importantes à signaler dans le cas de Dartignolles.

La maladie avait débuté à l'âge de 19 ans ; elle coïncidait avec des migraines, des douleurs rhumatoïdes, des troubles circulatoires ; il y avait des antécédents névropathiques héréditaires et des manifestations personnelles arthritiques ; de plus les masses lipomateuses de la face affectaient un siège exceptionnel donnant à cette malade un facies étrange différant beaucoup de celui décrit plus haut par Madelung : « La figure a perdu ses formes régulières, la bouche s'enfonce toute petite dans la profondeur des joues et le nez disparaît dans le sillon résultant de leur saillie, par suite de l'amas de tissu adipeux dans l'épaisseur des joues : ce bourrelet n'est pas seulement extérieur, il fait également saillie dans l'intérieur de la bouche en arrière des arcades dentaires dans l'espace compris entre l'angle de la mâchoire inférieure et le bord externe du maxillaire supérieur. »

La prédilection pour le sexe masculin est d'autant plus remarquable que les lipomes vrais sont plus fréquents chez les femmes. D'après Grosch, la proportion des lipomes dans les deux sexes est représentée par le rapport de 100 à 169, ce dernier chiffre se rapportant aux femmes. Quant aux lipomes diffus sus-claviculaires, sur 20 cas, M. Potain n'en observe que 4 chez l'homme.

L'influence de l'*âge* est également très importante.

En dehors du seul cas de Dartignolles (malade âgée de dix-neuf ans), la maladie débute toujours après vingt ans, c'est-à-dire à une époque de la vie où la croissance est terminée.

Chez aucun homme elle n'a commencé avant la puberté : le plus jeune (cas de Williams) avait vingt et un ans et demi quand l'affection s'est déclarée. Le plus souvent c'est entre 30 et 50 ans que les malades notent l'apparition des premières tumeurs.

L'*alcoolisme* exerce une influence prédisposante manifeste : il se trouve noté dans 30 pour 100 des cas.

L'influence de l'alcoolisme n'est donc pas constante : Madelung dont l'attention avait été attirée sur ce point, ne l'observe chez aucun de ses trois malades. Une telle constatation suffit pour faire rejeter l'hypothèse de Steinkopf ; cet auteur admet que l'adéno-lipomatose évolue sous l'influence de troubles nerveux d'origine alcoolique. Virchow aussi concède une grande importance à l'alcoolisme dans la pathogénie des productions lipomateuses en général.

Chez un malade de Madelung et chez celui de Guder l'abstention de toute boisson alcoolique ne fut suivie d'aucun arrêt dans la marche de la maladie.

L'adéno-lipomatose a parfois coïncidé avec *d'autres états morbides*, tels que la syphilis, l'albuminerie, le cancer, etc.; etc.

Quatre malades étaient rhumatisants et présentaient des manifestations évidentes de leur diathèse (1). La ten-

---

(1) Les manifestations rhumatismales ou rhumatoïdes sont, au contraire,

dance à s'associer aux manifestations rhumatismales est donc bien moins grande pour l'adéno-lipomatose symétrique que pour les pseudo-lipomes sus-claviculaires, « puisqu'il semble que cette dernière affection ne s'observe guère en leur absence » (Potain).

Nous n'insisterons pas sur maintes affections considérées comme des manifestations arthritiques et qui coïncident quelquefois avec l'adéno-lipomatose. Ainsi, 2 malades avaient des varices, 2 étaient goutteux, quelques-uns souffraient de migraine, celui de Guder était asthmatique depuis 8 ans.

On ne peut plus soutenir aujourd'hui, comme le faisait Madelung, que l'affection ne coïncide jamais avec l'*obésité* : il ne s'agit pas cependant d'une obésité locale, car l'affection se montre surtout chez des sujets dont l'embonpoint n'a rien d'anormal, et même chez des gens très maigres (malade de Schuh).

Les renseignements fournis par les *antécédents personnels des malades,* n'ont pu être d'aucun secours dans l'enquête étiologique. Il eût été intéressant de savoir si le système ganglionnaire, et en particulier celui du cou, avait été le siège de poussées inflammatoires, aiguës, subaiguës ou chroniques.

Il n'y a guère que la seconde observation de Williams

presque constantes chez les femmes atteintes de lipomes symétriques. Ces cas appartiennent donc au premier groupe des lipomes symétriques de Kœttnitz, tandis que la plupart des cas d'adéno-lipomatose typique relèvent du second groupe, c'est-à-dire de celui où les tumeurs naissent et évoluent sans s'accompagner d'aucun phénomène nerveux rhumatismal ou rhumatoïde.

qui relève l'existence des stigmates d'une ancienne suppuration cervicale.

Les causes locales, l'hérédité ne semblent jouer aucun rôle. Pourtant un malade de Stoll prétend que sa mère porte depuis dix ans à l'épaule une tumeur indolente, de la grosseur d'un œuf de poule, et que son oncle maternel est porteur de tumeurs siégeant exactement aux mêmes points que chez lui-même. Ce fait de Stoll est absolument unique.

SYMPTOMES FONCTIONNELS ET GÉNÉRAUX

Dans l'immense majorité des cas, les tuméfactions lipomateuses ne constituent guère qu'une difformité : en dehors de la gêne mécanique qu'elles occasionnent, elles n'apportent *aucune entrave sérieuse dans les fonctions.*

Dans le fait de Hayem, « d'énormes tumeurs axillaires, surtout à droite, retombent sur les parties antéro-latérales du thorax, au-dessus et en dehors des mamelles légèrement hypertrophiées. Elles empêchent l'adduction complète du bras, mais ne sont nullement douloureuses. »

La masse énorme qui enveloppe le cou du premier malade de Williams, pendant en avant et en arrière sur la poitrine et dans le dos, ne lui cause qu'un peu de peine à respirer la nuit et quelque gêne des mouvements. Le malade de Virchow-Schottmuller avec sa formidable difformité ne se plaint pas : il gagne sa vie à s'exhiber et ne veut pas entendre parler de traitement. Seulement la tuméfaction périnéale détermine des frottements et un suintement constants, cause d'érosions fort douloureuses. Le nègre de Rosenstirn, non moins difforme, jouit par cela même d'une certaine notoriété qui paraît flatter son amour-propre : les tumeurs ne le gênent pas, sauf celle de la région épigastrique qui rend la respiration un peu pénible.

Le malade de Reverdin, qui depuis un an a dû faire agrandir de 10 centimètres le col de sa chemise, ne souffre nullement ni spontanément, ni à la pression.

Lorsqu'il existe *des symptômes de compression*, ils sont généralement peu marqués, ils se bornent à quelques tiraillements, à quelques douleurs passagères.

C'est donc bien à tort, comme on voit, que Marçais, dans sa thèse, attribue aux lipomes diffus du cou et de la nuque des symptômes de compression, analogues à ceux des autres tumeurs de ces régions. Dans un seul cas, dû à Langer, des tiraillements lancinants à la nuque justifièrent l'intervention chirurgicale. Généralement l'*indolence est absolue*.

La tête conserve toute sa mobilité, même lorsqu'elle est encastrée dans le collier lipomateux, comme dans une cangue.

Dans nombre d'observations, on trouve signalés *des accidents dus à la compression des organes du médiastin*. C'est, qu'en effet, à côté des masses sous-cutanées, il semble s'en développer d'autres plus profondes autour des nombreux ganglions lymphatiques accumulés dans cette région.

Ils consistent généralement en troubles respiratoires peu marqués, raucité de la voix, toux, dyspnée légère, dilatation des veines sous-cutanées du thorax, etc. Sans pouvoir constater de matité interscapulaire, ni de circulation veineuse thoracique anormale, Launois et Ben-

saude ont pu cependant, à un certain degré de dyspnée,
à une toux fréquente, à un affaiblissement du murmure
respiratoire du côté droit, soupçonner dans un cas un
léger degré d'hypertrophie des ganglions du médiastin et
de leur gangue adipeuse.

Dans le cas si remarquable de Siredey, à lésions si
développées, l'auscultation de la poitrine ne révélait rien
d'appréciable ; mais le malade, nous dit-on, « avait depuis
longtemps une petite toux sèche, brève, vraisemblablement d'origine nerveuse ».

Le malade de Morrant-Baker dont les tumeurs du cou
subissaient des changements alternatifs de volume avait
de la bouffissure et de la congestion de la face, de la raucité de la voix, de la toux, et de l'expectoration san-
glante.

Hallopeau et Jeanselme notent un léger degré de
cyanose, la dilatation des veines sous-cutanées du thorax.
« L'auscultation ne révèle aucun trouble cardiaque : on
doit soupçonner l'existence de tumeurs du médiastin dont
on ne trouve d'ailleurs aucun signe physique. »

Chez le malade de Margerin la face était le siège de
fréquentes congestions qui se traduisaient par des étour-
dissements.

D'autres fois les accidents sont beaucoup plus menaçants (cas de M. Hayem, de Bryk, de Madelung). Le
malade de Madelung, dont le faciès rappelait celui des
sujets atteints de goitre suffocant, était fortement cyanosé
et en proie à une vive dyspnée, même à l'état de repos ;
pendant la nuit, il avait souvent des accès de suffocation.

La voix était rauque et la déglutition difficile. Les

accidents respiratoires étaient dus surtout au refoule-
ment de l'épiglotte (vérifié au laryngoscope) et à la
compression du tube laringo-trachéal, dont les mouvements étaient visiblement gênés par la respiration et la
déglutition : Madelung fut obligé d'opérer ce malade 2 fois
au cours de la deuxième opération, il trouve le cou tellement infiltré de graisse « qu'il ne pouvait, dit-il, que
s'étonner que les phénomènes de compression ne fussent
pas plus violents encore. »

Le même auteur tend à expliquer la gravité exceptionnelle des accidents dans son cas et dans celui de Bryk
par le développement extraordinairement rapide des tumeurs à un moment donné de leur évolution.

Les symptômes observés par Hayem méritent d'être
reproduits :

« Lorsque j'ai vu le malade pour la première fois,
c'est-à-dire le 20 janvier, il était assez fortement cyanosé
et présentait une gêne très notable de la respiration. En
proie à une dyspnée légère, mais continue, le moindre
effort augmentait beaucoup la difficulté de la respiration.

« Le sommeil dans le décubitus complet était impossible ; la respiration bruyante. Au plus léger effort, il existait un cornage laryngé, modéré.

« Ces phénomènes se sont beaucoup amendés depuis le
début du traitement suivi en ce moment. Mais il persiste
encore une altération très notable de la voix, qui est grave,
profonde, un peu voilée.

« Ces phénomènes devaient naturellement attirer mon
attention du côté du médiastin. Or, j'ai pu constater, à
peu près à l'union de la première et de la deuxième pièce

du sternum, une zone de matité transversale de 10 centimètres environ ; à ce niveau, du côté droit surtout, la
respiration est rude, bronchique.

« Il existe donc manifestement une compression des
bronches, et cette compression est limitée sans doute à la
loge antérieure du médiastin ; en arrière, il n'y a pas de
matité. »

Nous ajouterons que l'adéno-lipomatose ne s'accom-
pagne d'*aucun trouble viscéral* et *ne retentit pas sur l'état
général* des malades.

Il existe, toutefois, des exceptions à cette règle ; elles
méritent d'autant plus d'être signalées qu'elles ont passé
inaperçues jusqu'à MM. Launois et Bensaude.

*Une sensation générale d'affaiblissement et de fa-
tigue* se trouve signalée dans plusieurs des observations. Le
malade de Muller marquait au dynamomètre de Collin à
peine la moitié de la force normale, 25 kilogrammètres au
lieu de 50.

Celui de Reverdin « maigrit peu à peu et perd graduellement ses forces ».

Chez le malade de Launois et Bensaude, *l'asthénie*
était très marquée ; jointe à la pâleur, elle rappelait le
facies spécial que présentent les leucémiques à une période
avancée de leur maladie. Il y a là un état qui est peut-être
comparable à l'anémie lymphatique signalée par Nélaton
dans l'adéno-lymphocèle et qui est une « sorte d'anémie
pernicieuse progressive à longue échéance » (Lejars). Sick
dans deux cas. Curschmann dans trois, ont été frappés de
cette extrême *pâleur de la peau,* ainsi que de *sa sécheresse*
anormale. Henningsen signale le même fait, et en même

temps le peu de développement du système pileux. Par contre, le dernier malade de Langer présente une sécrétion sudorale exagérée, même au repos ; celui de Launois et Bensaude est dans le même cas.

Les masses lipomateuses ne coïncident avec *aucune modification appréciable de la sensibilité, de la motilité* avec *aucune dystrophie* (à part les exceptions signalées au chapitre de la pathogénie) ; l'absence de ces symptômes acquiert une valeur d'autant plus grande qu'ils ont été cherchés avec soin par des auteurs qui soutenaient l'origine névropathique de l'affection.

Rosenstirn, sur un nègre, ayant pratiqué une série d'injections sous-cutanées de pilocarpine, a toujours trouvé que, pendant que tout le corps du malade était en sueur, seule la peau recouvrant les lipomes était sèche. Voici les détails de ses expériences :

30 juin 1893. — A 10 h. 20 du matin. injection de 3 centigrammes de chlorhydrate de pilocarpine ; à 10 h. 21 commence la salivation ; à 10 h. 23, transpiration sur l'occiput ; 10 h. 24 le visage transpire en profusion à *l'exception des points occupés par les lipomes* ; 10 h. 26 les épaules sont couvertes de sueurs, les endroits occupés par les lipomes sont secs ; 10 h. 28 transpiration presque générale, mais *absente ou peu marquée sur toutes les places occupées par les tumeurs.*

7 juillet 1893. — A 9 h. 45 injection de 15 milligrammes de chlorhydrate de pilocarpine ; 10 h. 3 seconde injection de 15 milligrammes ; 10 h. 7 transpiration sur les tempes ; 10 h. 8 transpiration sur toute la tête ; 10 h. 9 transpiration sur les épaules ; 10 h. 9 transpiration sur la

poitrine ; 10 h. 10 transpiration sur la face et l'abdomen ; 10 h. 11 *la peau est sèche au niveau des tumeurs cervicales ;* 10 h. 12 les cuisses sont humides, *excepté dans les parties occupées par les tumeurs ;* 10 h. 15 tout le dos est baigné de sueur, sauf sur les tumeurs lombaires ; 10 h. 20 la transpiration s'arrête.

Sick (premier cas) trouve la *température de la peau* moins élevée au niveau des tuméfactions cervicales que sur le reste du corps.

Mais ce sont là des phénomènes faciles à expliquer par des modifications secondaires de la circulation cutanée. Curschmann n'a jamais constaté dans les muscles intéressés la réaction de dégénérescence ; ils présentaient seulement une légère diminution de l'excitabilité électrique, un notable affaiblissement.

Par contre, chez plusieurs malades il existait *un état cérébral* anormal tantôt sous la forme d'irritabilité, tantôt sous la forme d'hypocondrie, d'apathie.

Le malade de Darbez disait lui-même que ses idées étaient moins nettes et son intelligence moins précise. Depuis la publication de leur dernière observation, MM. Launois et Bensaude ont été particulièrement frappés de l'état mental de leur malade : intelligence bornée, caractère méfiant, accès de colère survenant sans cause plausible.

Dans le fait de Schuchardt, la diminution des facultés intellectuelles avait obligé le malade à renoncer à ses occupations.

Hutchinson, cité par Madelung, signale une instabilité qui touche à la folie. Enfin, chez notre malade, la lenteur à répondre et à se mouvoir nous ont semblé dignes d'être mentionnées.

Dalché constata chez le sien un état nerveux et cérébral assez particulier : il était fort craintif et sa mémoire était fort affaiblie. En outre, il avait les testicules très petits et accusait des aptitudes génitales fort restreintes. La diminution des fonctions génitales a été également constatée dans leurs cas respectifs par Virchow et Muller sur des hommes âgés de 48 et de 43 ans.

Exceptionnellement, on note *des troubles sensoriels*, abolition de l'odorat depuis 10 ans (Margerin), dureté de l'ouïe.

Jeanselme et Buffenoir notent *les lésions cutanées* suivantes chez leur malade :

« Il est à remarquer que le tégument externe du malade est très pigmenté au niveau de l'abdomen, de la racine des cuisses et surtout sur les parties latérales du tronc. Cette pigmentation recouvre les aisselles et déborde sur la racine du bras. Elle est bien accusée également au niveau des coudes, des genoux, des poignets, des mains et des pieds. Elle a son maximum au niveau des lipomes du cou et de la nuque. En outre, les mains sont cyanosées.

Le membre supérieur gauche, depuis le tiers inférieur du bras jusqu'au niveau du poignet, est le siège d'un vitiligo de forme serpigineuse à contours capricieux, en carte de géographie.

La limite entre la partie achromique et la partie hyperchromique est d'une netteté parfaite.

En deux points de la région hyperchromique existent des éléments arrondis, n'intéressant que la partie superficielle de la peau, fendillée et semée de taches brunâtres, très prurigineux à certains moments.

Ces deux éléments, qui n'appartiennent pas au genre lupus, mais qui pourraient bien être une forme de tuberculose cutanée, cela dit sous toute réserve, auraient occupé progressivement tous les points de la zone achromique, et auraient été l'origine du vitiligo que nous avons décrit. Mais cette hypothèse paraît bien improbable, car il est à remarquer que la partie achromique a gardé sa souplesse et n'a pas l'apparence d'un tissu cicatriciel. »

Nous devons relever aussi, au nombre des symptômes viscéraux, l'*hypertrophie de la rate*. Launois et Bensaude l'ont constatée dans un cas, avec une légère augmentation de volume du foie. Muller a noté l'*accélération des battements du cœur* portés à 95 par minute. Le malade de Launois et Bensaude avait 120 pulsations à la minute.

L'*analyse des urines et du sang* a été l'objet de recherches peu nombreuses. M. Hayem a constaté une élimination très exagérée des chlorures et très faible de l'urée. L'examen du sang, chez son malade, a révélé une augmentation du nombre des hématies, attribuable à la cyanose concomitante. Le nombre des globules blancs est tantôt normal, tantôt légèrement exagéré ; chez les trois malades où MM. Launois et Bensaude ont pu faire un examen détaillé du sang, ils ont été frappés de la rareté des petits globules blancs mononucléaires.

« Sur 100 globules blancs, on compte au maximum 5 globules de la première variété. »

Ils n'ont pas trouvé de globules rouges à noyau, ni de globules blancs gigantesques (cellules médullaires de Cornil.)

PATHOGÉNIE

En l'absence de toute donnée pathogénique précise, plusieurs hypothèses avaient été émises pour expliquer la nature de cette singulière affection.

C'est ainsi que Madelung s'était demandé s'il ne s'agirait pas d'*une dystrophie en rapport avec une affection ou une disparition du corps thyroïde.* Il n'avait pas trouvé cet organe dans une opération où il avait mis à nu toute la partie antérieure du cou. Il est également vrai que les cas sont aujourd'hui nombreux de coexistence du double pseudo-lipome sus-claviculaire avec le crétinisme (1), ou même avec la maladie de Basedow (2). Dans l'observation de Bourneville et d'Ollier (3) on trouve même signalées non seulement dans la région sus-claviculaire, mais au-dessous des aisselles et en divers points du thorax, des tumeurs sous-cutanées, molles, tremblotantes, d'apparence

----

(1) Pseudo-lipomes chez les crétins.

(2), RENDU. Art. goitre exophtalmique, *Dict. des Sc. médic.*, Ste Marie, *Thèse*, Paris, 1896.

(3) *Progrès médical*, 20 août 1880.

myxomateuse. La maladie qui nous occupe serait ainsi voisine du myxœdème, ce qui *a priori* n'a pas lieu de surprendre, le pannicule adipeux faisant partie intégrante du tissu conjonctif, siège de l'infiltration mucoïde.

Hutchinson, qui considère l'exophtalmie de la maladie de Basedow comme étant le plus souvent due à une accumulation de graisse dans l'orbite, avait de son côté émis une opinion analogue. Pour lui, la maladie serait à rapprocher du goitre exophtalmique.

Si tentante qu'elle puisse paraître au premier abord, l'hypothèse de Madelung ne résiste pas devant les faits. Bryk (1) a en effet retrouvé le corps thyroïde chez un de ses opérés. De plus, l'affection s'observe presque exclusivement chez les hommes, et ceux-ci semblent moins prédisposés que les femmes aux maladies du corps thyroïde. Enfin l'affection, au dire des auteurs allemands, aurait été observée dans des pays où les lésions de la thyroïde font presque complètement défaut, la province de Mecklembourg, par exemple.

Nous éliminerons aussi la *théorie des glandes cutanées* qui a été imaginée par Grosch (2), pour expliquer la distribution des productions lipomateuses. En se basant sur l'examen de sept cents cas de lipomes de diverse nature, Grosch formule les conclusions suivantes : la localisation de tous les lipomes est déterminée par la distribution des glandes sécrétantes de la peau. En général, la fréquence

____

(1) Bryk. *Archiv. f. klin. Chir.*, 1874, XVII, p. 568.
(2) Grosch. *Deutsch. Zeitsch. f. Chirurgie*, 1887.

des lipomes dans une région est en raison inverse de la richessse de cette même région en glandes sébacées et sudoripares. L'élimination de la graisse de l'organisme se faisant en partie par les glandes de la peau, tout trouble survenu dans leur fonctionnement se traduira par une adipose partielle au niveau des glandes lésées. L'adipose apparaîtra surtout là où les glandes sont moins nombreuses. Deux ordres de causes peuvent influencer la sécrétion des glandes cutanées : les unes, locales, agissant seulement sur un territoire délimité de la surface ; les autres, générales, agissant sur le centre nerveux même de cette sécrétion. Les premières (irritations répétées, traumatismes, etc.), détermineront la production de lipomes solitaires. Les secondes auront pour conséquence les tumeurs lipomateuses multiples et le plus souvent symétriques.

La théorie de Grosch, qui semble s'appliquer à un certain nombre de lipomes (Payr) (1), ne permet pas de comprendre le mode de formation des masses pseudo-lipomateuses observées dans la maladie qui nous occupe. Sans doute, Rosenstirn a constaté que, chez un malade, la sueur manquait complètement après une injection de pilocarpine, au niveau de la surface des tuméfactions ; mais une altération secondaire n'est-elle pas très probable dans une peau distendue et mal nourrie ?

D'ailleurs, même supposée suffisante pour expliquer

____

(1) PAYR. Beitrag z. Lehre v. d. multiplen und Symmetrischen Lipomen, *Wien. klin. Wochensch.*, 1895, p. 733.

l'infiltration adipeuse sous-cutanée, la théorie de Grosch n'explique en aucune façon la prolifération adipeuse profonde et sous-aponévrotique. Enfin, pourquoi les influences nerveuses sur un territoire cutané demeurant identiques, jamais une ablation n'a-t-elle été suivie de récidive ?

La théorie d'Unna (1) mérite d'être rapprochée de celle de Grosch. Son point de départ est histologique et clinique : l'histologie démontre, dit-il, entre les dépôts adipeux et les glomérules sudoripares, l'existence de gouttelettes graisseuses et de petites cellules adipeuses isolées, disposées en traînées ; d'autre part la clinique constate la coexistence fréquente de la polysarcie avec une abondante hyperidrose huileuse. Unna, sur ces bases un peu fragiles, construit tout un système dont nous ferons grâce au lecteur ; car si, dans l'affection spéciale qui nous intéresse, l'hypersécrétion cutanée est souvent signalée, souvent les auteurs sont frappés de la sécheresse de la peau (Sick, Curschmann). Unna lui-même avoue que dans le seul cas de lipomes symétriques venu à sa connaissance, tout trouble sécrétoire cutané faisait défaut.

Curschmann (2) émet l'opinion que l'*hyperplasie adipeuse sous-cutanée se modèle sur les contours des muscles sous-jacents*. Il est vrai qu'à l'abdomen par exemple, nombre d'observations relèvent une infiltration

---

(1) Unna. Dans Orth, *Specielle Path. Anatomie.*

(2) Curschmann. *Klinische Abbildungen*, 1894. On trouvera le détail de la théorie de Curschmann à propos de l'observation.

de graisse exactement superposée aux muscles grands droits dont elle simule à s'y méprendre le relief faussement athlétique. Mais si, à la rigueur, pour quelques autres muscles, le deltoïde par exemple, la même correspondance semble exister, il est impossible d'y plier les hyperadiposes cervico-faciales, les plus importantes cependant et les plus caractéristiques.

La théorie presque universellement admise est la *théorie nerveuse* : elle a été en partie discutée au 59ᵉ Congrès des médecins et naturalistes allemands, par Bardeleben, Küster, Bramann.

Elle s'appuie surtout sur la distribution symétrique des tumeurs et sur leur coexistence dans quelques cas avec des affections plus ou moins graves du système nerveux, telles que le tabes (obs. de Madelung, de Bouju), la paralysie générale (obs. de Targowla), la sciatique (obs. de M. Bucquoy). On s'explique ainsi comment nombre d'auteurs tendent à considérer la maladie comme une véritable tropho-névrose et peut-être même comme une affection d'origine myélopathique.

On pourrait ainsi être amené à appliquer à notre affection l'ingénieuse théorie du métamérisme spinal de Brissaud, ainsi qu'il l'a proposé lui-même pour expliquer la répartition des tumeurs dans la neurofibromatose ou maladie de Recklinghausen (1).

Schottmuller a essayé d'établir une relation entre la distribution des masses lipomateuses et celle des rameaux nerveux.

---

(1) FEINDEL. La neurofibromatose. *Thèse*, Paris, 1897.

D'ailleurs, comme on ne constate aucune modification de la sensibilité, aucun trouble trophique superficiel, aucune diminution de la force musculaire, on est amené à se demander s'il faut attribuer une influence aussi importante au rôle du système nerveux dans la production des tumeurs. Si les muscles des régions atteintes subissent une diminution de leur excitabilité électrique, jamais on n'a constaté ni secousses fibrillaires, ni réaction de dégénérescence (Curschmann).

Cette absence de phénomènes nerveux avait déjà frappé, en 1892, M. Siredey. « Le rôle du système nerveux, écrit-il, semble donc se borner à une influence générale vague, appréciable seulement dans la distribution des troubles trophiques. »

Nous rappellerons que cette même théorie avait été invoquée pour expliquer le mode de distribution des pseudo-lipomes sus-claviculaires des arthritiques (Verneuil) et celui de certains lipomes symétriques apportés à la *Société médicale des Hôpitaux* par Potain, Desnos et Mathieu.

La théorie nerveuse, sans satisfaire Madelung, lui semble encore la moins problématique. Il invoque à son appui un certain nombre de particularités cliniques ; mais, fait curieux à constater, plusieurs sont empruntées à des observations qui n'entrent nullement dans le cadre de l'adéno-lipomatose : tel le fameux cas de Butterkirsch et Bumke, où le développement des tuméfactions est consécutif à un traumatisme.

En somme, aucun des partisans de la théorie nerveuse n'a réussi à établir de relation tant soit peu précise entre le système nerveux et l'hypertrophie adipeuse ; on ne peut donc la prendre en considération que si l'on veut faire du système nerveux le *Deus ex machina* de tous les mystères de la pathologie, et mettre à son compte de parti pris tous les phénomènes morbides dont on ne connaît pas la nature.

La dernière hypothèse consiste à considérer l'affection comme ayant pour origine une *maladie des glandes lymphatiques*. Baker et Bowlby s'étaient demandé si les tumeurs ne sont pas plutôt de nature lymphadénomateuse que de nature graisseuse. Le Pr Hayem, en présentant son malade, le considérait comme atteint d'une lymphadénie ganglionnaire à forme lipomateuse.

L'opinion de MM. Launois et Bensaude diffère de celle de M. Hayem en ce que pour ces auteurs l'affection, quoique de nature lymphatique, est absolument distincte de la lymphadénie par son anatomie pathologique, son étiologie et surtout par son évolution.

Le siège de prédilection des tuméfactions au niveau des régions où existent normalement de nombreux ganglions lymphatiques, l'apparition souvent signalée de symptômes de tumeurs du médiastin plaident en faveur de cette opinion. On doit reconnaître néanmoins que les tumeurs peuvent siéger dans des régions (épaule, région scapulaire, colonne vertébrale, épigastre, pubis) où on ne décrit pas habituellement de ganglions lymphatiques ; mais ceux-ci n'en existent pas moins. On trouve, en effet, des ganglions lymphatiques sur la face externe du deltoïde, le long de la face interne du bras, au niveau du pli du coude (Atlas de Sappey), sur les diverses régions du thorax (Atlas de Cloquet). D'un autre côté, les anatomistes compétents que nous avons consultés nous ont signalé la présence de glandes lymphatiques à la paroi abdominale, à la racine de la verge, à la partie intérieure de la nuque, etc., et les descriptions récentes (Raymond Petit, *Thèse*, 1897), montrent combien sont nombreux les groupes ganglionnaires non décrits dans les classiques. Nous savons aussi que l'adénopathie syphilitique peut s'observer en des points où l'on ne décrit pas habituellement des ganglions normaux : au cuir chevelu, à la région claviculaire, au dos, près de l'omoplate, aux lombes, à la jambe. La pathologie a également fait connaître l'existence de ganglions lymphatiques en pleine joue (Pr Fournier, Poncet), entre les fibres du muscle pectoral (Audry), à la racine de la verge, au-devant de la symphyse pubienne (Rollet, Casteret, Molinié).

Il est vrai que l'on pourrait s'étonner de la localisation fréquente des lipomes au voisinage des ganglions non ordinairement décrits dans les classiques. Mais cette prédilection pour certains groupes ganglionnaires constitue encore une particularité de la pathologie du système lymphatique, que l'on retrouve dans la syphilis, l'infection chancrelleuse et même dans les infections non spécifiques.

Un argument important est fourni par la présence, au milieu des masses infiltrées, de ganglions plus ou moins volumineux et plus ou moins nombreux. Cette constatation a été faite soit par l'exploration clinique, soit au cours des opérations. Ainsi, chez le malade de M. Hayem, opéré par M. Pierre Delbet, la tuméfaction de l'aine droite était « essentiellement composée de tissu graisseux renfermant de petit ganglions noirâtres ». De plus, dans les tumeurs développées au niveau ou en dehors des sphères ganglionnaires habituelles, on a pu sentir un noyau central dur. Chez le même malade, deux ans auparavant, Bossio avait retiré d'une tumeur (il ne dit pas laquelle) un liquide lactescent par une ponction capillaire.

Nous avons signalé la coïncidence de tuméfactions lipomateuses avec un état éléphantiasique de la peau, avec des varices lymphatiques, des lymphangites, une hypertrophie de la rate, une leucocytose légère et une diminution notable des globules blancs de la première variété de M. Hayem (petits mononucléaires).

Cette dernière altération, survenant en même temps qu'une atrophie du parenchyme des glandes lymphatiques, mérite d'être opposée à l'augmentation des petits globules blancs mononucléaires, que l'on rencontre dans la leucémie ganglionnaire, et qui apparaît comme une conséquence de l'hyperplasie du tissu lymphoïde. Reinert a fait une semblable constatation dans la tuberculose ganglionnaire. « Cette diminution, écrit-il, s'explique aisément par la destruction de la substance glandulaire, qui devient ainsi incapable de produire des leucocytes. »

Les nombreux points de contact existant entre l'adéno-lymphocèle et l'adéno-lipome corroborent l'hypothèse d'une affection primitivement lymphatique. La ressemblance entre ces deux affections peut être telle que le diagnostic différentiel paraît presque impossible. Ainsi dans la Thèse de Bessio, sur l'adéno-lymphocèle, le sujet de la première observation n'est autre que le malade présenté par M. Hayem à la *Société médicale des hôpitaux*. D'autre part, le malade de Reverdin sur lequel M. Th. Anger a présenté un rapport à la *Société de chirurgie*, le considérant comme atteint d'adéno-lymphocèle, est, à n'en pas douter, un cas d'adéno-lipomatose. Même les descriptions anatomo-pathologiques des deux affection ont de singulières ressemblances :

« Dans la pièce d'adéno-lymphocèle déposée au musée par M. Trélat, dit M. Th. Anger, l'enveloppe graisseuse est tellement abondante qu'au premier abord on croirait à un lipome.» Et plus loin : « Les glandes dilatées n'apparaissent pas d'abord après l'incision de la peau. Il faut les chercher au milieu d'une atmosphère de graisse analogue à celle qui entoure le rein. »

D'autre part, Chipault (1) chez un homme atteint de varices lymphatiques du derme à la jambe gauche, sans œdème, trouve dans la région du triangle de Scarpa du même côté, une tuméfaction assez bien limitée, triangulaire, donnant au palper une sensation lipomateuse.

Entre autres arguments, nous citerons encore les faits suivants :

1° L'infiltration graisseuse gagne la profondeur, en suivant le trajet des vaisseaux lymphatiques. Marçais constate que l'infiltration graisseuse dans les masses cervicales se fait autour des vaisseaux comme centres ; dans un cas, Langer suivit un prolongement qui s'enfonçait dans le canal inguinal. Dans l'observation de Reverdin se trouve

---

(1) Chipault, *Arch. gén. de médecine*, 1889, t. II, p. 589-592.

relaté que « de chaque tumeur sus-claviculaire part une sorte de gros boudin mollasse qui croise en descendant la clavicule et s'enfonce dans l'espace delto-pectoral ». Un fait absolument analogue est noté par Jeanselme et Buffenoir : « A gauche, disent-ils, l'espace celluleux compris entre le bord antérieur du deltoïde et le bord supérieur du grand pectoral (espace delto-pectoral) contient un petit lipome orienté dans la direction générale de ce sillon » ;

2° L'existence en certains points limités des tuméfactions d'une sorte de capsule (cas de Steinkopff), semble indiquer qu'à ce niveau l'enveloppe des ganglions n'a pas encore subi la dégénérescence graisseuse ;

3° L'aptitude que présentent parfois les tuméfactions à croître ou à décroître avec une étonnante rapidité, ne peut guère s'expliquer que par une connexion intime, avec le système circulatoire ;

4° Enfin, bien que la relation de l'autopsie du cas de Darbez soit obscure, on ne peut pas ne pas être frappé de l'existence d'une infiltration cancéreuse (?) généralisée des ganglions sous-maxillaires, axillaires, mésentériques et bronchiques.

Faut-il admettre, comme processus dans la néoformation, une dégénérescence primitive et totale des glandes lymphatiques et assimiler les tuméfactions aux *pseudo-lipomes des ganglions* signalées par Weber ?

Faut-il, au contraire, invoquer l'existence d'une *adénite primitive avec péri-adénite graisseuse* secondaire ?

On peut invoquer en faveur de cette dernière opinion la remarque suivante faite par Virchow, dans son *Traité des tumeurs,* à propos de certaines adénites. Cet auteur insiste à l'article lipome sur ce fait que des glandes lymphatiques peuvent devenir le point de départ de productions lipomateuses. Il existe un état particulier où consécutivement « à une adénite lymphatique amenant d'abord une augmentation de volume et plus tard un ratatinement de la glande, il se forme autour de l'organe une masse de graisse qui devient souvent plus abondante et plus volumineuse que ne l'était, avant sa rétraction, la glande rapetissée » (1).

Le processus de la néoformation graisseuse serait alors analogue à celui qui se produit dans certains lymphangiomes. « Le tissu adipeux, écrivent MM. Lannelongue et Achard, est souvent un élément important de ces tumeurs, et il se rencontre tantôt par petits pelotons, perdus au milieu des cloisons et du tissu conjonctif, tantôt sous forme de masses plus considérables, creusées de cavités kystiques. Il peut arriver alors que les kystes soient en petit nombre, tandis que la graisse prend une place prépondérante ; c'est la variété dite lipome kystique ou mieux kysto-lipome. » Enfin, cherchant plus loin encore les analogies, on peut comparer les productions lipomateuses périganglionnaires aux périnéphrites graisseuses. « On trouve alors d'énormes masses graisseuses présentant 6 à

---

(1) Jusqu'à quel point une tuméfaction lipomateuse diffuse peut revêtir l'aspect d'une adénite, des citations de Verneuil en donneront une idée. Dans son mémoire sur le pseudo-lipome sus-claviculaire, on lit à l'observation II : « Mon collègue le chirurgien crut à une inflammation siégeant dans les ganglions lymphatiques : il avait déjà plusieurs fois observé l'adénite sus-claviculaire, disait-il et la retrouvait très évidente. Dans le cas IV, unilatéral, « le même chirurgien avait diagnostiqué : Adénite sus-claviculaire avec œdème périganglionnaire. »

7 centimètres d'épaisseur, formant de volumineuses tumeurs abdominales, qui entourent la glande rénale noyée au milieu de ces tissus. Souvent même cette dégénérescence arrive au milieu du hile, pénètre dans le rein, et l'ensemble des lésions permet à peine de reconnaître le parenchyme rénal » (Tuffier, *Traité de Chirurgie*, Duplay-Reclus, t. VII, p. 547).

Voilà des points que seules les recherches anatomopathologiques ultérieures pourront éclaircir.

En attendant, la *théorie ganglionnaire* s'applique beaucoup mieux que la théorie nerveuse à tous les faits que nous avons réunis ; elle permet de comprendre la localisation des tumeurs lipomateuses, leur symétrie, et enfin leur fréquence, sinon leur constance au niveau du cou et de la nuque, régions si riches en ganglions et en réseaux lymphatiques.

Nous croyons donc qu'il s'agit primitivement, ainsi que le supposait le Pr Hayem, d'*une maladie du système lymphatique* (ganglions et vaisseaux), mais que *cette affection est absolument distincte de la lymphadénie*, ainsi que le montrent l'anatomie pathologique, l'étiologie et surtout l'évolution clinique.

Pour nous, les productions lipomateuses ont pour point de départ un processus général, ayant beaucoup de points de ressemblance avec celui de l'adéno-lymphocèle.

Peut-être même l'adéno-lipomatose symétrique à prédominance cervicale, l'adéno-lymphocèle, le pseudo-lipome sus-claviculaire, l'œdème segmentaire de Debove (pseudo-éléphantiasis névropathique de Mathieu), doivent-ils être groupés en une même série morbide.

La cause intime de l'affection nous échappe. Si, dans un cas, M. Delbet a constaté la présence du microbe qu'il a décrit dans le lymphadénome, nous croyons que, pour admettre l'origine microbienne de l'affection, il faut attendre le résultat de recherches ultérieures. Dans quelques cas on a recherché si le sang ne contenait pas de filaire ; nos investigations, à ce point de vue, sont restées négatives.

Ces lignes étaient écrites quand MM. Béclère et Tessier nous ont gracieusement communiqué le résumé d'une observation (1) avec examen anatomo-pathologique, qui nous semble confirmer la théorie que nous défendons ici comme la plus plausible. Leur malade présentait le facies adéno-lipomateux typique, quoique peu développé (bosselures dans les régions sus-hyoïdienne, sous-maxillaires, rétro-mastoïdiennes, préauriculaires, etc.). L'ablation de la masse sous-maxillaire gauche, du volume d'un œuf de pigeon, montra à l'œil nu une hypertrophie ganglionnaire qu'on put croire tuberculeuse. Mais l'examen histologique le plus minutieux ne décela ni tubercules, ni cellules géantes, ni bacilles ; l'inoculation à des cobayes ne provoqua pas chez ces animaux de manifestations tuberculeuses. On saisit donc ici l'affection au stade d'hypertrophie ganglionnaire simple, avant toute dégénérescence graisseuse.

------

(1) Voir Observation II.

TRAITEMENT

En raison de la bénignité de l'adéno-lipomatose, de ses localisations multiples, des difficultés que rencontrent les chirurgiens dans leurs opérations, il était rationnel de rechercher si un traitement médical approprié ne pourrait amener sinon la disparition complète, tout au moins la diminution des tumeurs.

Ainsi s'expliquent les tentatives faites dans ces derniers temps, par l'emploi de la thyroïde, qui a déjà fait ses preuves dans le traitement du myxœdème et de la polysarcie.

Hayem, Schuchard, Launois et Bensaude en ont obtenu des résultats satisfaisants dans le traitement de l'adéno-lipomatose. Par contre J. Levaï institua vainement, et cela deux mois de suite, la médication thyroïdienne. Pas plus que la médication iodurée, elle ne produisit entre ses mains la moindre amélioration.

Le régime, la vie au grand air, le renoncement à des habitudes alcooliques ainsi qu'à son métier de brasseur amenèrent avec le rétablissement d'une santé parfaite, une très notable regression des tumeurs chez le malade de von Ehrenwall.

La nature de l'affection indique assez combien l'intervention chirurgicale y doit être exceptionnelle. Elle est toutefois légitime quand la déformation devient si monstrueuse que le patient ne peut plus s'y résigner, et quand la compression de la trachée ou la propagation médiastinale mettent la vie en danger. Ce furent des tiraillements douloureux à la nuque qui, dans un cas, obligèrent Langer à pratiquer l'extirpation.

Il s'en faudra (Madelung, Baker and Bowlby, Langer), que l'opération soit absolument simple et facile. C'est ce que la constitution de la tumeur avec ses prolongements profonds et multiples laisse assez prévoir : l'ablation n'est possible qu'en procédant à un véritable dégraissage. Dans un de ses cas, Madelung déclare que la région cervicale, après l'opération, présentait l'aspect d'une pièce de dissection assez grossièrement préparée. Le voisinage des gros vaisseaux constitue un vrai danger : dans un cas de Langer, il coupa et lia, non sans peine, les deux veines jugulaires internes ; Huckins dut en faire autant pour les deux jugulaires externes et la veine jugulaire interne d'un côté.

Ajoutons que les opérateurs sont unanimes à signaler l'extrême abondance des hémorragies.

Une considération encourageante est l'absence totale de récidive. Par contre, on a vu (Sick) la gangrène de la peau suivre l'opération.

Un traitement qui mériterait encore d'être essayé, à notre avis, c'est l'emploi des courants électriques. Ils ont en effet donné des résultats curieux et satisfaisants dans maintes hyperadiposes diffuses. Ainsi, chez une malade,

M. Potain vit sous l'influence des courants continus, les tuméfactions sus-claviculaires disparaître presque à vue d'œil (1). De même, dans un cas de lipomes diffus symétriques, le Dr Onimus, soignant au moyen de courants continus une atrophie musculaire du bras gauche fracturé, constata sur ce bras une diminution des lipomes. Sur le bras droit non fracturé, après une biopsie qui démontra leur constitution, les lipomes subirent, sous l'influence de l'électricité, une notable regression ; 5 sur 10 auraient complètement disparu (2).

----

(1) Dieu. *Thèse*, Paris, 1895.

(2) V. dans Darbez. *Thèse*, Paris, 1868, et Legros et Onimus, Traité d'électricité médicale. Paris, 1872. p. 751 et 752.

Si l'on admet la théorie lymphatique des productions lipomateuses diffuses, il n'est pas sans intérêt de rapprocher des faits cités les cas de résolution ou diminution des tuméfactions lymphatiques, tant ganglionnaires que vasculaires, rapportés par Erb. Traité d'électrothérapie. Paris, 1884, trad. Rueff, p. 235 et 607.

OBSERVATIONS

Outre l'observation que l'obligeance de M. le Pr Debove nous a permis de recueillir dans son service et l'observation inédite, dont nous devons un résumé à MM. Béclère et Tissier, nous croyons devoir en donner un certain nombre qui ne figurent pas au tableau de MM. Launois et Bensaude. Elles portent toutes les titres que leurs auteurs leur ont donnés; la revue de ces désignations restées discordantes, même en Allemagne, et leur contrasté avec la remarquable similitude, la quasi identité des faits décrits, prouveront, mieux que tout autre argument, à quel point s'imposait un travail d'unification.

Observation I

Personnelle prise dans le service de M. le Pr Debove. — **Adéno-lipomatose ; bronchite chronique et emphysème pulmonaire ayant
amené des accidents d'asystolie.**

Joseph A..., 62 ans, cocher, est entré à Beaujon le 15 juin
1898 dans le service de M. le Pr Debove.

Antécédents familiaux. — Le père du malade est resté malade et incapable de travail pendant 17 ans ; le malade qualifie
son affection de rhumatismes ; il n'y avait pas de déformation des
mains, ce qui permet de douter qu'il s'agit bien de cette affection.
Sa mère a toujours été bien portante ; de même ses deux frères
et sa sœur.

Il s'est marié à une femme qui n'a jamais été malade ; ses
deux garçons, quoique de santé assez bonne, sont de chétive
constitution : ils ont tous deux été réformés pour le service
militaire.

Antécédents personnels. — Il ne se rappelle avoir eu ni scar-
latine, ni rougeole, ni fièvre typhoïde, en somme aucune des
maladies habituelles de l'enfance.

A 26 ans se place un épisode qu'il conte ainsi : Il était garçon
de ferme en Lorraine ; un jour, vers midi, étant à son travail, il
se sentit exténué de lassitude. Il rentra et se coucha. Le lende-
main, il ne pouvait plus remuer la jambe gauche ; puis successivement tout le côté gauche du corps de bas en haut fut atteint de
paralysie ; l'autre côté se prit ensuite de haut en bas. A ce moment, « il n'avait plus que la langue qui marchât ; lorsqu'on
voulait remuer un membre, il fallait le prendre et le déplacer
comme un objet inerte ». Il déclare que la sensibilité était fort

compromise aussi. Après 15 jours, sous l'influence d'une médication qu'il ne peut préciser, les mouvements reparurent intégralement, dans l'ordre même où ils s'étaient perdus. Depuis, rien d'analogue.

Pas de maladie vénérienne, sauf une blennorragie; pas de rhumatismes. Il boit tous les jours 2 litres de vin au minimum, mais pas d'apéritifs et peu de spiritueux; on constate quelques symptômes d'éthylisme: insomnie, rêvasserie, pituite matinale, pas de tremblement des doigts.

Il s'est toujours enrhumé facilement, son métier l'exposant, dit-il, à des refroidissements continuels; il tousse et crache depuis 20 ans au moins. Il rapporte à la même époque les varices qu'il porte aux deux jambes et qui lui font les deux « bas de cuir » caractéristiques, ainsi qu'une hernie inguinale droite, pour laquelle il porte un bandage, mais qui presque toujours est dans le scrotum et lui cause parfois des tiraillements douloureux.

État actuel. — Au moment où nous l'examinons (8 juillet 1898), il ne reste rien des accidents d'asystolie pour lesquels il est entré à l'hôpital. Au premier coup d'œil, à le voir demi-assis sur son lit, le facies congestionné, on reconnaît l'habitus classique du vieil emphysémateux. Mais autre chose frappe encore; c'est le volume énorme de la face, absolument hors de proportion avec la partie crânienne de la tête. Cette augmentation de volume de la face tient surtout à l'élargissement que produisent deux tuméfactions préauriculaires saillantes quoique étalées en surface, et difficiles à délimiter; elles sont grandes à peu près comme des pièces de 5 francs, pseudo-fluctuantes, non lobulées. Elles semblent sous-aponévrotiques, car la peau n'y adhère pas et présente au-dessus d'elles ce même teint rouge foncé avec des varicosités violettes que le reste de la face et surtout le nez.

Les branches montantes du maxillaire inférieur sont encadrées par deux masses molles, flasques, allongées, distinctes en avant des précédentes, se pendant en haut derrière le lobule, n'ayant pas de démarcation nette avec les joues, qu'elles prolongent en bajoues. Très mobiles, elles sont constituées simplement par un repli cutané, sans forte doublure graisseuse. En bas elles rejoignent un double menton arrondi, flasque comme elle et couvrant toute la région comprise entre la maxillaire inférieur et l'os hyoïde. C'est à lui que la face doit l'augmentation de ses dimensions en hauteur.

En arrière, au delà des apophyses mastoïdes, dont elles ne dépassent pas en bas le niveau des bords inférieurs, deux tumeurs mollasses, larges comme des pièces de 5 francs, s'étendent chacune jusqu'à 2 centimètres et demi de la ligne médiane. Leur bord supérieur surtout est saillant au-dessus du cuir chevelu ; ce relief, comblant en partie les fossettes rétro-mastoïdiennes, accentue encore la brachycéphalie naturelle du sujet.

En somme, surtout quand on la regarde de côté, la face est comme un masque énorme appliqué sur une tête petite, à vertex fuyant, à occiput vertical. A ce portrait, il faut ajouter une physionomie remarquablement inexpressive, avec des bosses frontales saillantes, des sourcils très peu fournis, des yeux constamment mi-clos. La mémoire est trouble, le parler lent.

Les creux sus-claviculaires sont comblés par deux masses qui recouvrent en avant les clavicules et se continuent insensiblement avec la région antéro-supérieure de la poitrine. Elles restent distinctes en arrière du bord du trapèze surtout dans leur partie la plus interne. La peau, à leur niveau, est absolument normale, nullement adhérente. Leur consistance est uniformément molle, sans aucun noyau, et donne au palper l'impression d'un ballon de caoutchouc incomplètement gonflé. Elles ne gardent pas l'empreinte des doigts ; elles se tendent et deviennent plus fermes et plus volumineuses dans les efforts de toux.

Le thorax est bombé avec quelques veinosités saillantes ; le creux sus-sternal est effacé, comme il faut s'y attendre chez un vieil emphysémateux, il semble néanmoins que le pannicule adipeux soit légèrement épaissi.

Le malade étant au repos et la tête fléchie, la masse sous-mentonnière repose sur le haut du sternum ; celles qui prolongent les joues pendent sur les lipomes sus-claviculaires ; la tête ainsi rentrée dans les épaules, il semble n'avoir pas de cou. Mais si l'on fait défléchir la tête, on voit les régions hyoïdienne et thyroïdienne absolument libres, amaigries avec, sous une peau ridée, la saillie mobile de la pomme d'Adam.

Dans le creux sus-axillaire gauche, on sent rouler sous les doigts un ganglion gros comme une noisette.

Les membres supérieurs sont peu gras, mais bien musclés : à la face postérieure de l'avant-bras droit, près du bord externe, immédiatement au-dessous du coude, on trouve une petite masse lipomateuse grande comme une pièce de 5o centimes, assez ferme, mobile sous la peau et faisant un peu saillie quand les téguments sont tendus.

L'abdomen est large, étalé, à parois lâches, il contient une certaine quantité de liquide. Hernie inguinale droite scrotale, pointe de hernie à gauche, pas de ganglions inguinaux.

La peau des membres inférieurs jusqu'aux genoux est celle des porteurs de varices anciennes, brun violette, presque noire, amincie, finement desquamante, pas d'ulcération. La pression du doigt y produit le godet de l'œdème, ainsi qu'aux cuisses où la peau est normale.

Toute la surface du corps, spécialement les aisselles, les aines, le pubis sont remarquables par l'absence presque complète de poils.

L'examen des vicères révèle de l'emphysème et de la bronchite chronique, caractérisée par la résonance exagérée du thorax à la percussion, la présence de rhonchus et de sibilances, une expectoration abondante et spumeuse. Les bruits du cœur sont un peu assourdis, le pouls est normalement fréquent et fort. Pas de matité interscapulaire ni sternale. Le foie n'est pas augmenté de volume, ni la rate. Les urines sont redevenues normales en quantité depuis longtemps ; elles n'ont jamais contenu d'albumine (1).

----

(1) M. Bensaude a bien voulu pratiquer l'examen du sang de ce malade : il n'a constaté ni leucocytose ni autre altération digne d'être notée.

En somme, œdème des jambes, ascite, c'est tout ce qui reste aujourd'hui des accidents d'asystolie qui l'ont fait admettre à l'hôpital, et qui paraissent consécutifs à l'affection chronique des poumons. Pour ce qui est des productions lipomateuses, ignorant absolument leur existence, il ne peut nous fournir ni sur leur début ni sur leur évolution aucune espèce de renseignement.

OBSERVATION II (Résumé).

Due à l'obligeance de MM. Béclère et Tissier (1).

C... Jules, 23 ans, cordonnier, entré le 4 avril 1898, à l'hôpital Tenon, dans le service du Dr Béclère, salle Pidoux, lit n° 25, pour une déformation symétrique du cou et du visage sans autre trouble de la santé.

Angine (?) à l'âge de 6 ans. Gonflement du cou consécutif. La déformation n'a cessé de s'accentuer depuis ce moment.

Tuméfaction symétrique du cou donnant au visage du malade l'aspect caractéristique dit « de la tête en poire ». Tuméfaction formée de bosselures symétriques correspondant aux divers groupes ganglionnaires du cou à sa partie supérieure et de la nuque. Ces bosselures au palper donnent nettement la sensation de masses ganglionnaires plus ou moins dures, noyées dans une atmosphère graisseuse.

Pas d'autres hypertrophies ganglionnaires que celles de la région cervicale au-dessus de l'os hyoïde.

Cependant, la longue durée de l'affection, la parfaite symétrie de l'hypertrophie ganglionnaire, l'absence de tout phénomène

---

(1) Nous tenons à remercier tout particulièrement MM. Béclère et Tissier d'avoir bien voulu nous communiquer le résumé de leur curieuse observation qu'ils se proposent d'ailleurs de publier prochainement *in extenso*.

inflammatoire, le développement du tissu adipeux font admettre à M. Béclère le diagnostic d'adéno-lipomatose symétrique à l'exclusion de celui d'adénie ou d'adénite bacillaire.

D'ailleurs, le nombre des globules blancs n'était pas augmenté et une injection exploratrice de tuberculine, pratiquée postérieurement (le 12 juillet), ne provoqua nulle espèce de réaction.

Le 2 mai 1898, ablation par M. Gérard-Marchant de plusieurs masses ganglionnaires situées dans la région sous-maxillaire gauche, du volume d'un petit œuf de poule.

A l'œil nu, les ganglions sectionnés ont un aspect normal.

Examen histologique: l'aspect général des coupes rappelle quelque peu celui des ganglions tuberculeux, mais, en dépit des recherches les plus minutieuses, on ne trouve ni tubercules, ni cellules géantes, ni bacilles. L'inoculation de fragments sous la peau du ventre de deux cobayes, quelques heures après l'opération, ne fut suivie d'aucun phénomène pathologique.

OBSERVATION III

Von Oiste. (H.) — Dis. inaug. Marbourg, 1897.

A. S..., 57 ans, tourneur, asthmatique depuis 8 ans. Dans sa famille il ne signale ni tumeurs, ni remarquable obésité.

En 1894, influenza, bientôt après il remarque, outre un léger embonpoint, des tumeurs à la nuque à croissance rapide. Au printemps 1885 il consulte le Dr Güder qui l'observe pendant 3 mois et le présente à la *Soc. méd. de Marbourg.*

S... se livrait alors sans aucune gêne à ses occupations. Il venait consulter pour une gastrite chronique suite d'excès alcooliques.

On constate l'état suivant :

Homme fortement bâti, mais très émacié. Le système nerveux est absolument normal ; le poumon droit tuberculeux. Il souffre surtout d'une gastrite chronique, qui empêche presque toute alimentation. Radiale dure. Dans l'urine, pas de sucre, pas d'albumine.

Une grosse masse élargit la nuque. A gauche, touchant la ligne courbe occipitale supérieure venant jusqu'à 2 centimètres de l'attache du pavillon auriculaire, une grosse tumeur demi-sphérique recouvre complètement l'apophyse mastoïde. La masse correspondante à droite est plus petite ; un sillon les sépare d'une plus grosse située au-dessous d'elles.

Sur la 7e vertèbre cervicale, séparée des précédentes par un sillon profond, siège en effet une masse qui s'étend de chaque côté jusqu'aux épines de l'omoplate. L'ensemble de la tuméfaction cervicale est creusée d'un sillon vertical, correspondant aux apophyse épineuses, plus profonde en haut qu'en bas, qui la divise en 2 moitiés symétriques.

Des masses graisseuses couvrent les deux épaules et les bras qui contrastent d'une façon frappante avec les avant-bras amaigris. A la face antérieure de ces derniers on voit deux tumeurs symétriques, nettement délimitées, mobiles sur le plan profond, grosses comme des œufs de poule.

Au thorax, le tissu adipeux s'est amassé dans la région des 2 mamelles ; à l'abdomen dans celle des muscles grands droits. Les faces postérieures et antérieures des 2 cuisses présentent un épaississement notable du pannicule adipeux.

La peau adhère aux tuméfactions, n'en est pas séparable, et tendue, montre la disposition lobulée caractéristique. La consistance des tumeurs est mollement élastiques, plus ferme sur les bords ; elles ne sont guère mobiles sur les plans profonds. Au palper, la lobulation est manifeste. On retrouve tous les caractères des lipomes : seules, les tumeurs des avant-bras sont circonscrites.

Jamais le malade ne s'est aucunement ressenti de ces formations, sauf quelque lassitude dans les bras.

Il mourut en octobre 1896. Le Dr Güder fit l'autopsie. On sortit d'un coup les viscères thoraciques et abdominaux. De petites portions de lipomes furent excisées avec muscles et peau.

On constata la diffusion du tissu adipeux et sa pénétration dans la musculature. L'institut pathologique de Marbourg établit le diagnostic suivant :

« Peribronchitis chronica tuberculosa pulmonum et ulcera tuberculosa intestini ; pneumonomycosis aspergillina pulmonis sinistris. Embolia rami arteriæ pulmonalis sinistri et abcessus pulmonis sinistri. Mycosis aspergillina circumscripta ibidem. Lipomatosis. »

Poumon gauche, symphyse pleurale, on le déchire en voulant le retirer ; peu d'adhérences au poumon gauche. Péricarde chargé de graisse. Cœur petit et flasque, valvules intactes.

Le poumon gauche est criblé de tubercules, souvent groupés, grisâtres, quelques-uns manifestement caséeux ; au sommet, nombreuses cavernules à paroi caséifiées. Le lobe inférieur montre au milieu de son bord antérieur un foyer particulier, très mou, avec dépôts fibrineux à sa surface pleurale. La section montre une cavité, dont l'air sort avec force. Les parois en sont plutôt lisses, avec quelques saillies, richement vascularisées : leur coloration est indécise ; elles sont minces, et extérieurement constituées uniquement par le feuillet pleural. Nulle part de masses caséeuses. Sur un point de la paroi se trouve une saillie grosse comme un pois, couverte de granulations blanc grisâtre, grosses comme des têtes d'épingle. Des granulations analogues se voient encore sur des vaisseaux, et disséminés sur la paroi. Le contenu de cette cavité est sans odeur, gris sale jaunâtre.

Dans un rameau de l'artère pulmonaire y aboutissant, on trouve un long bouchon presque décoloré et très adhérent.

Dans le poumon droit, infiltrations caséeuses péribronchiques étendues, pas de cavernes notables.

Nombreuses granulations caséeuses dans le jéjunum, la partie supérieure de l'iléon et du côlon ; beaucoup moins dans la dernière partie de l'iléon.

Le foie est de grosseur normale, à lobules assez mal marqués ; il contient quelques tubercules.

Rate non hypertrophiée, diffluente. Reins normaux.

Rien de spécial à l'estomac ; ramollissement cadavérique de la muqueuse.

Le mésentère est extraordinairement gras ; la surface de la séreuse présente un aspect dépoli, singulier, recouverte qu'elle est de nombreux petits lobules graisseux analogues à des papilles ; sur quelques points ils forment des amas plus nombreux et polypiformes.

Les parties excisées à la nuque n'étaient plus unies à la peau que sur un point ; il ne restait également qu'une faible portion de la musculature sous-jacente. Après durcissement de la masse, de constitution surtout adipeuse, dans le formol, on fait une section perpendiculaire à la surface ; elle montre que la masse n'est nullement circonscrite, mais due à une accumulation de graisse dans le tissu conjonctif sous-cutané, en une couche, qui sur certains points, atteint plusieurs centimètres : les lobules sont augmentés de volume. Les connexions sont intimes avec l'aponévrose sous-jacente (celle du trapèze ?), mais ne la dépasse pas en profondeur. La limite demeure nette entre la peau et le tissu graisseux.

Les noyaux blanchâtres, visibles à la surface interne de l'abcès du poumon à l'examen microscopique sont constituées par un mycélium avec des massues bien conservées, qui sont celles d'un aspergillus (aspergillus fumigatus ?) On ne réussit pas à les cultiver. La coupe microscopique d'une des saillies de la paroi était constituée de parenchyme pulmonaire, très modifié, nécrosé, où, de la périphérie, pénètrent des filaments mycéliens. Il s'agissait probablement d'un ensemencement aspergillaire sur la paroi d'un abcès consécutif à l'embolie artérielle.

OBSERVATION IV

VIRCHOW. — Séance de la *Société médicale de Berlin*, 18 mai 1892. Ex *Berl. Klin. Wochenschrift*, 1892 (1).

Je vous présente un vivant spécimen d'une affection qui, je

----

(1) Après sa présentation par Virchow, ce malade, un des cas les plus

pense, ne peut manquer d'exciter votre intérêt. C'est un homme, de Brunswick, sur qui, dans le courant de l'an dernier, se sont développées des formations graisseuses, dont on voit les analogues de temps à autre, mais qui restent néanmoins au nombre des grandes raretés.

Carl Druwe, compagnon peintre, est âgé de 48 ans. Le début de ces tuméfactions remonte à 11 ou 12 ans. C'était alors un homme de 36 ans, parfaitement conformé : sur une photographie qu'il possède encore, on le voit au milieu de ses collègues les musiciens d'un régiment d'infanterie, le cou pris à l'ordonnance dans le collet de sa tunique. Malgré l'absence d'une constatation formelle, il n'est donc pas douteux que le processus pathologique ait débuté après le développement complet.

Les choses se sont passées de façon remarquable. Nous constatons de visu ce fait singulier, que le bord de la figure indique à peu près la limite où s'arrête l'hypertrophie du coussin adipeux : car ce qui peut en remonter sur les joues ne vaut pas qu'on en parle. C'est essentiellement la région cervicale qui est prise, tant en avant qu'en arrière ; le visage émerge avec ses traits vieillis et comparativement accentués de la large masse graisseuse du cou qui l'encadre. Si de cette image singulière l'œil va plus bas, on s'aperçoit que, du cou et de la nuque comme centre, l'hypertrophie a gagné dans toutes les directions, comme par un transport régulier de couche en couche, comme par une espèce de contagionnement. Le phénomène est surtout net aux extrémités. Aux membres supérieurs, le bras est une masse garnie de gros bourrelets, comme ceux d'un pourpoint espagnol. Subitement à l'avant-bras, la circonférence du membre redevient normale, et l'on trouve une zone presque libre. Il faut descendre jusqu'au

---

typiques et les plus accusés de l'affection, a eu des pérégrinations médicales assez compliquées. On le retrouve à Greisswald en 1893 dans la clinique de Mosler, où il est l'occasion de la dissertation inaugurale de Schottmuller, à Vienne dans la clinique de Billroth où il est observé par Lauger, à Hambourg où Sick en fait l'objet d'une présentation.

voisinage de la main pour retrouver une tuméfaction plate et peu étendue. Sans être aussi frappant, le même fait s'observe aux membres inférieurs ; on trouve vers les hanches de puissantes tuméfactions, qui vont décroissant le long des cuisses, pour cesser complètement au niveau des genoux : au-dessous de ceux-ci, il n'y a plus rien à noter.

Le tronc est relativement libre de tumeurs adipeuses ; cependant au thorax, la région mammaire est remarquable par des tuméfactions qui, lorsque le malade les soulève, donne l'illusion des mamelles d'une femme. Au-dessous, sur l'abdomen, les tuméfactions n'occupent que certaines régions, par exemple celle des muscles grands droits, où sont saillantes deux fortes voussures, tandis que les parties latérales sont libres.

La circonférence du bras mesure 40 centimètres, celle du cou 6o, le tour de poitrine, au niveau des mamelons, est de 99 centimètres. Aussi quand on regarde le malade, notamment par derrière, on est frappé du contraste que font le cou, la poitrine, le haut des bras avec les autres parties du corps.

Au scrotum, naturellement, où manque la doublure cellulo-graisseuse, rien n'est à noter ; mais en arrière, au point de jonction du scrotum avec les parties latérales des cuisses et le périnée, il y a des tuméfactions, que le grossissement des cuisses rend, dit-il, le siège de frottements et de suintemente très douloureux. Il se plaint aussi que depuis 4 ans, « l'instinct sexuel n'accomplisse plus chez lui la fonction que la nature lui a départie ».

Les tuméfactions sont des plus molles que j'ai vues ; les vrais lipomes sont plus fermes, plus compacts ; dans le cas présent, la consistance est tout à fait molle et lâche.

En dehors de ces particularités, on ne note d'apparence spéciale qu'à la région antérieur du cou. Elle offre une teinte rouge ou pour mieux dire cuivrée, résultant probablement d'une vascularisation anormale ; mais elle n'a rien à voir avec l'hypertrophie graisseuse, puisqu'elle existe en des points de la face où cette dernière n'existe pas. Sans doute il faut l'attribuer aux troubles secondaires de la circulation périphérique.

Observation V

Sick. — Aertzichen Verein zu Hamburg, 5 Juin 1895, Ex *Deutsche mediz. Wochenschrift*, 1895.

G. N., 43 ans, santé antérieure parfaite. Il y a 3 ans, en 1891, il s'aperçut de la présence de deux tumeurs derrière les oreilles ; elles grossirent progressivement jusqu'en 1892 ; à cette époque, il en parut une troisième sur la nuque. A partir de ce moment, il déclare avoir engraissé de partout.

Il ne présentait pas avant d'embonpoint particulier, vivait dans l'aisance et ne faisait pas d'excès de boisson. Les organes internes ne révèlent pas de modifications appréciables ; le pouls est un peu lent, la radiale flexueuse.

Lipomatose diffuse et circonscrite du corps et des extrémités, s'arrêtant d'une part aux coudes, de l'autre aux tiers supérieurs des cuisses ; les segments terminaux des membres ont l'air grêle et effilé, comparés aux bourrelets adipeux des segments supérieurs, du bas-ventre et du bassin. On trouve des tumeurs circonscrites :

1. Aux 2 apophyses mastoïdes ;
2. Une tumeur sur la ligne médiane à la nuque, ne descendant pas tout à fait jusqu'aux épines de l'omoplate ;
3. Une masse symétrique, moins bien circonscrite que les précédentes, sous le menton et de chaque côté du cou (cou gras de Madelung) ;
4. Dans des positions exactement symétriques et délimitables seulement sur certains points, aux régions scapulo-humérales ;
5. De chaque côté de l'abdomen, formant des tumeurs bien nettes ;
6. Aux 2 seins (mamelles de femmes) ;
7. Au mont de Vénus, grosses comme des œufs de poule ;
8. Tuméfactions graisseuses aux 2 aines.

La tumeur de la nuque mesure 13 centimètres sur 12, celles des apophyses mastoïdes 9 sur 6.

Les tumeurs de la nuque sont au toucher plus froides que le reste de la peau. Elles gênent le patient qui en demande l'ablation.

L'opération est longue et difficile, à cause de l'intime adhérence des tumeurs à la peau et aux aponévroses et des prolongements qu'elles envoient dans les interstices musculaires. Les lobules graisseux sont beaucoup plus petits et plus riches en tissu connectif que dans les lipomes ordinaires. On est obligé de beaucoup de ligatures. Suture de le peau. Guérison.

OBSERVATION VI

Sick — (ibid.)

A. K., 44 ans. Depuis un an des tumeurs se sont développées au-devant des 2 oreilles, à la nuque et derrière les apophyses mastoïdes. Au cours de l'opération, on vit qu'il s'agissait de lipomes, quelques-uns de consistance extrêmement dure, difficiles à séparer de la peau et de l'aponévrose.

C'est dans leur partie supérieure qu'elles sont le plus dures; là, elles crient sous le couteau.

On se vit finalement amené à pratiquer une très grande opération : il fallut disséquer deux grands lambeaux cutanés sur la nuque et les parties latérales, et extirper, par une nouvelle dissection, les masses fibro-lipomatoses qui faisaient au malade un vrai cou de taureau. Vascularisation intense et forte hémorragie. Dans les tumeurs préauriculaires on se contenta de faire des injections d'alcool.

Revu après des mois, il présentait une notable diminution des tumeurs non enlevées, constatée d'ailleurs par lui-même.

OBSERVATION VII

CURSCHMANN. — *Klinische Abbildungen*, 1894. Planche 13. Lipons-otosis
perimuscularis Circumscripta.

Cas spécialement accentué d'une affection décrite d'abord
par nous (Curschmann).

La figure représente un homme de taille moyenne âgé de 50
ans. Le torse et les bras contrastent par l'ampleur de leurs
saillies avec la maigreur des fesses, des jambes et des avant-
bras.

Le visage est intact : un sillon profond sépare la nuque déjà
volumineuse de la région dorsale supérieure, siège d'une tuméfaction arrondie. La région deltoïdienne supérieure est fortement
hypertrophiée ; séparée d'elle et de l'omoplate par une fente profonde à la partie postérieure du bras, une tuméfaction marque
l'emplacement du triceps brachial.

Une forte masse arrondie s'étend au-devant du grand pectoral
et supporte les glandes mammaires. Plus bas, trois tuméfactions plus étendues éveillent l'idée des muscles grands droits et
de leurs insertions tendineuses ; dans la région dorsale inférieure,
il y a plusieurs tumeurs flasques et pendantes.

L'examen plus détaillé du cas montre que les masses qui donnent un aspect si singulier au tronc et aux bras sont dues à
l'hyperplasie du tissu adipeux sous-cutané.

Mais la graisse n'est pas, comme dans les lipomes ordinaires,
irrégulièrement amassée sous forme de tumeurs en certains points
de la surface du corps ; elle s'est amassée, comme la figure le
montre sur certains muscles et groupes de muscles et autour
d'eux, juste dans les limites de leur forme et de leur extension
physiologiques.

Une inspection superficielle peut, ainsi que la planche le
montre, éveiller l'idée d'une hypertrophie musculaire mais un

simple coup d'œil sur la figure montre que les contours des muscles dont le développement est en apparence herculéen, sont indécis, comme modelés dans une substance trop molle.

Comme chez tous les malades de ce genre que j'ai vus jusqu'à ce jour, 3 à la première publication, 7 en tout, la lipomatose périmusculaire n'atteint que le tronc et les bras, parfois pourtant les cuisses à leur partie supérieure, toujours avec la symétrie la plus parfaite.

Les muscles envahis par la graisse sont d'une faiblesse frappante. Sur quelques régions musculaires quasi paralysées, par exemple la partie antérieure du deltoïde gauche, l'hyperplasie du tissu graisseux s'était montrée pour bientôt disparaître ; la palpation permettait de sentir les faisceaux musculaires amincis et lâches.

Pas de secousses fibrillaires. Diminution de l'excitabilité électrique, sans réaction de dégénérescence.

Observation VIII

Curschmann. — (*ibid.*) Planches 14-15.

Cas très caractéristique, quoique un peu moins marqué que celui de la fig. 13.

Ouvrier, 47 ans ; l'affection s'est développée d'une façon lente et progressive dans le courant de l'année dernière : on n'a rien observé d'analogue ni chez ses parents ni dans le reste de sa famille.

Sur l'image de profil, on aperçoit, comme fig. 13, le cou de taureau et l'hypertrophie de la couche graisseuse sus-jacente aux muscles du bras, et simulant un développement exagéré des muscles deltoïde, biceps et triceps. Même tuméfaction du pannicule au-dessus des muscles de la poitrine et de l'abdomen, spécialement des muscles grands droits.

L'avant-bras et les membres inférieurs, jusques dans la région

du tenseur du fascia lata, sont absolument exempts de l'hyperplasie adipeuse ; leur musculature est tout à fait normale, moyen-
nement développée.

Dans ce cas comme dans le précédent, ainsi que la figure de
profil le montre bien, la portion antérieure du deltoïde laisse voir
sur certains points une atrophie du pannicule, à travers lequel
la palpation sentait les faisceaux des muscles aiguisés et relâchés.
La figure qui montre le patient de face permet de reconnaître la
plus parfaite symétrie tant dans les dimensions que dans la topographie des tuméfactions graisseuses. Ce malade, comme le précédent, était remarquable par la pâleur de son visage et la maigreur de ses traits. Sur les régions du corps épargnées par la
lipomatose, la peau flasque et mince frappait par son extrême
sécheresse.

Voici d'après *Schmidt's Jahrbucher*, 1889, p. 110-111, la
teneur de la première publication de Curschmann, à laquelle il
est fait allusion dans ce qui précède.

Curschmann parle sur une forme morbide où le tissu adipeux
sous-cutané présente des modifications très spéciales, en même
temps que s'atrophient certains muscles ou groupes de muscles,
les deux ordres de lésions étant peut-être en connexion intime.

L'orateur qui a jusqu'à ce jour observé trois cas de cette affection, encore non décrite à sa connaissance, voudrait la dési-
gner sous le nom de lipomatose périmusculaire symétrique.

Les malades sont tous trois des hommes de 40 à 50 ans, chez
qui l'affection s'est développée simultanément. Elle consistait,
comme le démontrent des photographies que l'orateur fait cir-
culer, en une hyperplasie du tissu adipeux sous-cutané, localisée
dans les trois cas à la nuque, au tronc et aux extrémités supérieures. Le tissu adipeux n'offrait pas, comme on l'observe généralement, une tuméfaction diffuse ou des hypertrophies analogues
à des tumeurs sur un ou plusieurs points du corps ; c'étaient
certains muscles ou groupes de muscles qui dans les limites de
leurs contours et de leur étendue étaient enveloppés d'une couche
de graisse anormalement épaisse, qui les grossit pour ainsi dire.

Un examen superficiel pourrait faire croire à un développement énorme de la musculature. Mais, au palper, c'est bien de la graisse qui constitue les tuméfactions, et d'ailleurs une inspection plus attentive montre que les muscles pseudo-hypertrophiés ont des contours vagues, analogues à ceux d'une statue faite de matière molle, et qui commencerait à se fluidifier.

L'aspect des malades était très spécial. Avec un teint très pâle, une face amaigrie, des jambes grêles recouvertes d'une peau sèche et fendillée, ils montraient un cou de taureau, un torse et des bras dignes de l'Hercule Farnèse.

Tous trois présentaient des lésions dans quelques-uns des territoires musculaires envahis par la graisse. Pour les définir, on eut recours à l'examen clinique précis avec biopsie. Sur les portions de muscles paralysées ou très parésiées, le tissu adipeux, précédemment hyperplasié, se montra diminué ou complètement absent, laissant sentir les faisceaux musculaires atrophiés et lâches.

Jamais on n'observa de secousses fibrillaires, et, fait important pour l'interprétation clinique, jamais la réaction de dégénérescence.

L'excision qu'on fit assez étendue donna l'impression que la graisse siégeait directement sur le muscle, dont l'aponévrose était amincie, voire disparue. Les faisceaux musculaires pris en particulier étaient intacts, mais le tissu connectif interstitiel infiltré de graisse les isolait les uns des autres. Si l'on voulait se rendre compte du mécanisme de l'atrophie musculaire dans ces cas, la meilleure comparaison serait prise dans certaines formes anatomiques du cœur gras, où l'infiltration graisseuse est également interfasciculaire. Une autopsie pourra seule donner à ce sujet des notions certaines.

Une hyperplasie du pannicule adipeux reproduisant exactement la forme et l'étendue des muscles sous-jacents, telle qu'on la constate dans ce cas, suscite une question, non encore envisagée de près par l'anatomie normale à la connaissance de l'orateur ; savoir si physiologiquement la disposition des muscles n'est pas en relation avec celle du tissu conjonctif sous-cutané, et si dans certains territoires notamment, des septa ne marqueraient pas la correspondance.

Observation IX

P. Socin. — *Correspondenzblatt für schweizer Aertzte C. Soc. de Med. de Bâle,* 18 février 1892.

Le Pr Socin présente deux cas de lipomes symétriques de la nuque et du cou qui se sont développés chez des hommes de 42 et 46 ans dans le courant de l'année dernière.

C'est une affection rare, dont la connaissance ne remonte qu'à 1846, époque où Brodie en donna la première description. La littérature médicale n'en mentionne que 34 cas. Elle est intéressante, non seulement par la répartition symétrique des tumeurs, mais surtout par leur localisation typique à l'occiput, à la nuque et au cou.

Socin rappelle l'excellente description de Madelung, adopte la dénomination par lui proposée de cou gras (Fetthals), et appelle l'attention sur la remarquable similitude des tumeurs comme forme et comme situation dans les deux cas qu'il présente.

L'un et l'autre malades portent à l'occiput et sur la nuque une masse quadrilobée ; la moitié supérieure, échancrée par un sillon vertical, ne dépasse pas en haut la crête semi-circulaire et s'étend latéralement sur les apophyses mastoïdes, jusqu'à 1 centimètre du pavillon de l'oreille.

Un sillon profond, de direction horizontale, sépare la masse inférieure de la supérieure ; une dépression mal marquée les coupe elle-même en 2 moitiés.

Au-devant du cou, deux masses de graisse mollasse analogues à un double menton pendent du maxillaire inférieur sur le sternum, et de chaque côté envoient un prolongement vers le lobule de l'oreille.

Au ventre, sur les flancs, on trouve de plus petits amas graisseux symétriques. Les malades ne sont aucunement obèses...

OBSERVATION X

M. REVERDIN de Genève. — *Bulletin de la Soc. de Chirurgie*, 1876.
p. 506. Rapport de M. Anger. (Resumé).

H..., 41 ans, né à Carouge (Genève), menuisier de son état, n'a jamais quitté Genève.

Début remontant à 3 ans. Tumeur d'abord à la région sus-claviculaire droite, puis symétriquement à la région sus-claviculaire gauche. Puis, successivement, d'une façon lente, graduelle, indolente, les ganglions carotidiens, axillaires, parotidiens se prirent tour à tour. Les masses au palper sont pseudo-fluctuantes ; pincées, elles laissent sentir des brides, et des noyaux durs. De chaque tuméfaction sus-claviculaire part une sorte de gros boudin mollasse qui croise en descendant la clavicule et s'enfonce dans l'interstice delto-pectoral.

Depuis quelque temps, les tumeurs ont augmenté de volume, celles de la région sus-claviculaire sont grosses chacune comme un œuf de dinde, les ganglions axillaires sont plus petits.

Sous la mâchoire se sont développées des tumeurs aussi fortes ; les branches montantes du maxillaire inférieur sont encadrées de chaque côté par des saillies du volume d'une petit œuf de poule.

Depuis un an, cet homme a dû faire agrandir de 10 centimètres environ le col de sa chemise. Mais, à part la difformité qui résulte de son affection, il ne souffre nullement, ni spontanément ni à la pression. Seulement il maigrit graduellement et perd peu à peu ses forces.

Observation XI

Ferd. Merlin. — Lipome diffus du cou et de la nuque. 1 planche ex *Loire Médicale*, 15 décembre 1891, XX, p. 333.

H..., 50 ans, passementier.

Antécédents héréditaires pathologiques nuls.

Dans ses *antécédents personnels,* on ne trouve trace ni de rhumatisme, ni de syphilis, ni d'alcoolisme.

L'affection débuta, il y a 15 ans, au-dessous de l'angle droit de la mâchoire, par une tumeur grosse comme une noisette.

Elle grossit peu à peu, remontant vers l'oreille et descendant vers le menton. Cette masse continue persista longtemps telle quelle.

Depuis 3 ans, de nouvelles tumeurs sont apparues dans les régions sus et sous-hyoïdiennes et sus-claviculaires.

Tout le côté gauche du cou jusqu'à la nuque est très volumineux. « Une masse énorme s'étend sous la forme d'un quadri-« latère du lobule de l'oreille à la symphyse mentonnière et « descend en bas jusqu'au voisinage du sternum pour remonter « ensuite jusqu'à la nuque. De loin on pourrait croire à un goitre « très développé. L'énormité du cou est surtout apparente de « profil, parce qu'à la nuque s'étend un autre lipome sur une « étendue de 5 travers de doigt, à partir de la base de l'occipital « et symétriquement des deux côtés. »

Circonférence maxima du cou : 51 centimètres.

Derrière l'oreille, un peu au-dessous de l'apophyse mastoïde, toute petite tumeur à peine visible.

La peau n'est pas modifiée ; il n'y a ni gêne ni douleur. Le côté droit du cou est normal.

Opération le 2 octobre, par M. Duchamp. On constata l'extrême diffusion de la production graisseuse.

Observation XII

Ex *Pester Mediz-chir. Presse*, 1er Août 1897, p. 738, Ein Fall von symmetrischen Lipomen..., Josef Levai et Moritz Schein. 2 fig. (Résumé).

J. K..., 35 ans, cocher, pèse 66^{kgr},6. Au premier coup d'œil, le contraste est saisissant entre la poitrine, le cou, le dos, les bras, rembourrés d'un épais pannicule adipeux et l'abdomen, les extrémités inférieures et les avant-bras, où la doublure graisseuse est très faible.

Collier ou sac biauriculo sous-mental.

Grosse hémisphère symétrique aux zygomas.

Tumeur quadrilobée occipito-cervicale.

Autres masses au devant de la poitrine, « la thyroïde semble triplée de volume ».

Début au devant du cou, il y a 5 ans. Les tuméfactions stationnaires l'hiver reprenaient leur croissance l'été.

Lassitude générale. Pas d'affaiblissement génital. Le malade n'est pas alcoolique.

Se guidant sur l'hypertrophie de la thyroïde et sur le début assez fréquent du myxœdème par l'apparition de lipomes au cou, l'auteur soumit son malade à la médication thyroïdienne, et cela deux mois de suite mais sans résultat appréciable. Il n'obtint pas davantage de l'iodure de potassium.

Levai rapporte un autre cas:

Adolf L..., 57 ans; tousse depuis de longues années.

Il y a 7 ans, apparition de petites saillies préauriculaires, subissant des alternatives de croissance et de décroissance. A peu près à la même époque, double tumeur symétrique cervicale. Autres localisations zygomatiques et préauriculaires. Rien ailleurs. Pas de cause étiologique assignable.

Observation XIII

Fowler. — *Transactions Med. Soc. London*, d'après *Lancet*, 1885,
p. 1097. (Résumé).

H..., cocher, 35 ans. Région mento-hyoïdienne, bras, partie externe du coude, seins, abdomen, haut des cuisses.
Herpès facial depuis l'enfance. Rhumatisme.

Observation XIV

Steinkopff — *Diss. inaug.* Fribourg. (Résumé).

K. G..., cabaretier, 54 ans. Début il y a 10 ans.
Lipomes à la nuque, à la région antérieure et latérale du cou, aux bras, à l'abdomen.
Alcoolisme, apparition des tumeurs avec un léger degré d'embonpoint. Enlèvement complet de la masse cervicale par 3 opérations successives.

Observation XV

Payson F. Huckins. — *N. Y. Medical Record*, 1889, p. 437. (Résumé).

Homme, manœuvre, 35 ans. Début à 29 ans. Collier cervical. Début par la région sous-maxillaire. Enlèvement de la tumeur par 3 opérations successives, avec ligature des 2 jugulaires externes et d'une jugulaire interne.

Observation XVI

Sibley. — *Trans. Path. Soc.* London, 1888, p. 293 (Résumé).

Homme, potier, 32 ans. Début des tumeurs à 27 ans. A la face et au cou, lipomes occipitaux, sous-mentonniers, zygomatiques. Ailleurs, on en trouve au deltoïde, au pli du coude, au-dessus et au-dessous de l'ombilic, aux flancs, au niveau des premières vertèbres dorsales, aux jambes, au grand trochanter gauche, aux dernières côtes droites.

Alcoolique, emphysémateux. Gros foie. Varices lymphatiques. Changements brusques de volume de la tumeur cervico-faciale.

Observation XVII

Ex Gould. — *Lancet*, 1889, t. I, p. 487. Observ. incomplète. (Resumé).

Homme, laitier, 36 ans, lipomes diffus symétriques en divers points du corps, spécialement au cou.

Observation XVIII

Gregory. — *Prov. Médicale* 1877 ou 1878. D'après *Lancet*, 1878. p. 99.

Homme, 45 ans, laitier. Début datant de 5 ans.

Les régions occupées par des lipomes sont : l'occiput, la nuque, les joues, le deltoïde, l'épicondyle, l'épitrochlée, la cuisse, la poitrine, l'ombilic, le pubis, les fesses.

Observation XIX

Margerin — *Thèse*, Paris 1867. Névromes plexiformes. (Résumé).

H..., 55 ans. Début à 37 ans. Tumeurs dans la région occipitale et à la hauteur de la 6e vertèbre cervicale. D'autres se voient sur le bord supérieur et l'épine de l'omoplate, au creux axillaire, au bord antérieur de l'aisselle, épaule, région antéro-externe des bras. Région lombaire, pubienne, crurale. Signes de compression du médiastin.

Malade alcoolique, obèse. Troubles de la vue et de l'odorat.

Observation XX

Le Dentu. — Clin. chirurgicale Necker, 1890-91. Paris, 1892.

H..., 18 ans. Raconte que depuis l'âge de 15 ans, à la suite d'une chute violente sur la tête il portait une petite grosseur à la partie inférieure du cou sur la ligne médiane. Depuis 3 ans elle a commencé à s'étendre sur le côté gauche du cou et peu à peu une tumeur symétrique s'est développée à droite. Actuellement toute la face antérieure du cou est occupée par un vaste collier lipomateux qui commence à la région sus-hyoïdienne et s'étend dans les creux sus-claviculaires.

Pas d'antécédents, pas de rhumatisme.

Opération : prolongements multiples et profonds autour de la trachée, de l'œsophage, des vaisseaux.

CONCLUSIONS

La maladie désignée par M.M. Launois et Bensaude sous le nom d'adéno-lipomatose symétrique à prédominance cervicale est caractérisée par la présence de tuméfactions lipomateuses diffuses, multiples et symétriques, ayant leurs sièges de prédilection dans certaines régions ganglionnaires.

La localisation spéciale des tumeurs, certaines particularités cliniques de l'affection, les résultats encore incomplets de l'anatomie pathologique, enfin la ressemblance avec l'adénolymphocèle semblent indiquer que la maladie a son siège primitif dans les ganglions et vaisseaux lymphatiques.

INDEX BIBLIOGRAPHIQUE

ACHARD et LANNELONGUE. — Traité des kystes congénitaux. Paris.

ANGER (Th.). — *Thèse*, Paris, 1865.

BAKER (MORRANT). — *Trans. of the pathol. Soc. London*, 1879.

BAKER (MORRANT) and. Anthony BOWLBY. — *Medico-chirurgical Transactions*, 1886, vol. LXIX, p. 60 et 61.

BARDELEBEN. — 59ᵉ Congrès des naturalistes et médecins allemands, 1886, in *Centralb. f. Chir.*, n° 44.

BENSAUDE (Voyez LAUNOIS et).

BESSIO. — De l'adénolymphocèle. *Thèse*, Paris, 1895.

BLAISE. — *Archives de neurologie*, 1882.

BOURNEVILLE et OLLIER. — *Progrès médical*, 20 août 1881.

BRAMANN. — 59ᵉ Congrès des naturalistes allemands, 1886, in *Centralb. f. Chir.*, n° 44, 1886.

BRODIE (sir Benjamin). — *Lectures on Pathology and Surgery*. London, 1846.

BRYK. — *Arch. für klin. Chir.*, 1874, t. XVII, p. 568.

BUCHTERKIRCH et BUMKE. — *Berlin. klin. Wochens.*, 1887, p. 634.

BUCQUOY. — *Bull. Soc. méd. des hôp.*, 17 juin 1890.

CHIPAULT. — *Arch. gén. de méd.*, 1889, t. II, p. 589-592.

CLUTTON (V. MAC-CORMAC).

CURSCHMANN. — *Klinische Abbildungen*, 1895.

DALCHÉ. — *Bull. de la Soc. méd. des hôp.*, 15 octobre 1897.

DARBEZ. — *Thèse*, Paris, 1868.

DARTIGNOLLES. — *Bull. Soc. méd. des hôp.*, 10 juillet 1891.

DIEU. — *Thèse*, Paris, 1885.

Du Castel. — *Bull. Soc. de dermatologie et de syphiligraphie*, t. VII, 1896.

Ehrenwall (Von). — *Deutsche Zeitsch. für Chir.*, t. XXXVIII.

Ehrmann (J.). — *Beiträge zur klin. Chir.*, 1889, t. IV, p. 362.

Erb (W.). — Traité d'électrothérapie, trad. Rueff. Paris, 1884.

Feindel. — *Thèse*, Paris, 1897.

Fowler. — *Transact. medical Soc. London*, ex *Lancet*, 12 décembre 1885.

Gazette des hôp., 1863, n° 122, p. 485.

Gillette. — Art. Cou, *Dictionn. Dechambre*, t. XXI, 1re partie, p. 340.

Girard. — Lupiologie ou traité des tumeurs connues sous le nom de Loupes. Paris, 1776, p. 306.

Gould. — *Lancet*, 1889, vol. I, p. 487.

Gregory. — *Province médicale*, 1878, et *Lancet*, 1878, p. 99.

Grosch. — *Deutsche Zeitsch. für Chir.*, 1887.

Guder. — *Berlin. klin. Wochens.*, 27 janvier 1896.

Guimé. — *Thèse*, Montpellier, 1883.

Hallopeau et Jeanselme. — *C. R. Soc. de dermatologie et de syphiligraphie*, 16 février 1893, p. 195.

Hayem (Pr G.). — *B. Soc. méd. des hôp.*, 5 mars 1897, p. 333.

Henningsen. — *Thèse*, Kiel, 1888.

Holgmann. — *Lancet*, 1873.

Huguier. — *Soc. de chirurgie*, 17 mars 1855.

Hutchinson. — *Transact. of the Ophthalmological Society*, 1884, t. IV, p. 40.

Jeanselme et Bufnoir. — *Soc. méd. des hôp.*, mai 1898.

Katzenellenbogen. — *Thèse*, Paris, 1895.

Kœnig. — *Allgemeine Chirurgie*, 1889, Bd III.

Kœttnitz. — *Deutsche Zeitschrift für Chir.*, t. XXXVIII.

Kuster. — 59e Congrès des médecins et naturalistes allemands, 1886, in *Centralb. für Chir.*, n° 44.

Lancereaux. — Traité d'anatomie pathologique générale. Paris, 1879.

Langer (Fritz). — *Arch. für klin. Chir.*, décembre 1893, fig.

LASKARIDES. — *Thèse*, Strasbourg, 1878, fig.

LAUNOIS et BENSAUDE. — *B. Soc. méd. des hôp.*, 7 avril 1898.

— — *Presse médicale*, 1er juin 1898.

— — *B. Soc. méd. des hôp.*, 29 juillet 1898.

LE DENTU. — Clin. chirurg. de Necker, 1890-1891. Paris, 1892.

LEGROS et ONIMUS. — Traité d'électricité médicale. Paris, 1872.

LÉJARS. — In *Thèse* Marçais. Paris, 1894.

LEVAI (J.). — *Pesth. medic.-chir. Presse*, n° 1er août 1897, p. 738.

MAC CORMAC. — *St Thomas's Hospital Reports*, 1884, vol. XIII, p. 287.

MADELUNG. — 59e Congrès des naturalistes allemands, 1886, in *Centralb. für Chir.*, n° 44.

— *Archiv. für klin. Chir.*, Bd XXXVII, 1888, p. 106.

MARÇAIS. — *Thèse*, Paris, 1894.

MARGERIN. — *Thèse*, Paris, 1894.

MERLIN (Ferd.). — *Loire médicale*, 15 octobre 1891, 1 planche.

MILIAN. — *Gazette des hôp.*, 1895.

MULLER. — *Arch. de Langenbeck*, V, 39, 1889, p. 652.

OISTE (VON). — *Thèse*, Marbourg, 1897.

OLLIER (BOURNEVILLE et). — *Progrès médical*, 20 août 1881.

PAYR (E.). — *Wiener klin. Woch.*, 1895, n°s 42, 44.

PAYSON F. HUCKINS. — *N.-Y. med. Record*, 1889, p. 437.

PETIT (L.-H.). — *Gaz. hebd. de méd. et de chir.*, 1883, p. 4, 57, 836.

— *Ibid.*, 1884, p. 55.

PETIT (Raymond). — *Thèse*, Paris, 1897.

PLETTNER. — *Diss. inaug.* Halle, 1889.

POTAIN (Pr C.). — *Gaz. hebd. de méd. et de chir.*, 1882, p. 682 et 687.

RENDU. — Art. Goitre exophtalmique. *Dict. des Sc. méd.*

REVERDIN. — *Bull. Soc. de chir.*, 1876.

RIEDEL. — *Deutsche Chirurgie*, 1882. Lief. 36, p. 107.

RIDEL-SAILLART. — *Thèse*, Paris, 1881.

ROSENSTERN. — *New-York medical Record*, 1893.

Schmidt. — *Soc. méd.* Munich, 1894.

Schottmuller. — *Dissert. inaug.* Greifswald, 1893.

Schuchardt. — *Berlin. klin. Woch.*, 1897, t. XXXIV, p. 215.

Schut. — Ueber die Erkenntniss der Pseudoplasmen. Wien, 1851, p. 101.

Sédillot. — Dans *Thèse* Laskarides. Strasbourg, 1876.

Sibley. — *Trans. Path. Soc. London.*

Sick. — Aertzliche Verein zu Marburg, 5 juin 1894. C. R. dans *Deutsche med. Woch.*, 1895.

Siredey (F.). — *B. Soc. méd. des hôp.*, 30 juin 1892.

Socin. — *Soc. de méd. de Bâle*, 1892.

Steinkopf. — *Dissert. inaug.* Freiburg, 1889.

Stoll. — Beiträge zur Kasuistik der Lipomen. J. D. Tubingen, 1891.

— *Beiträge zur klin. Chirurgie*, Bd VIII, Heft 3.

Targowla. — *Annales médico-psycholog.*, mars-avril 1891.

Tikhow. — *Mediz. Obozrenie*, 1894, t. XLII, n° 18.

Unna dans Orth, Lehrbuch der Spec. Pathol. Anatomie 8ᵉ Lief., Abschnitt Hautkrankheiten, 1894.

Vaernewyk (von). — *Thèse*, Berlin, 1868.

Verneuil (Pʳ). — *Gaz. hebd. de méd. et de chir.*, 1879, p. 745; *ibid.*, 1882, p. 762 et 782.

Virchow (Pʳ). — Sitzung der Berl. mediz. Gesellschaft aus 18 mai 1892. *Berlin. klin. Wochens.*, 1892.

Virchow (Pʳ). — Traité des tumeurs. Tr. fr. Paris.

Williams. — Transactions of the Pathological Society of London, 1890; p. 289.

BIBLIOTHÈQUE NATIONALE IMPRIMÉS

TABLE DES MATIÈRES

BIBLIOTHÈQUE NATIONALE · R.F. · IMPRIMÉS

PLANCHES

Les planches suivantes rendront mieux que toute description verbale
l'habitus et le facies spéciaux à l'adéno-lipomatose. Nous avons tenu à y joindre
la photographie d'un cas de lipomes vrais, encapsulés, symétriques, pour
montrer combien cette affection est distincte de l'adéno-lipomatose, quoique
longtemps englobée avec elle dans une même description sous le nom de
lipomes symétriques.

CHARTRES. — IMPRIMERIE DURAND, RUE FULBERT.

REHNS. *L'adéno-lipomatose symétrique
à prédominance cervicale.*

PLAN

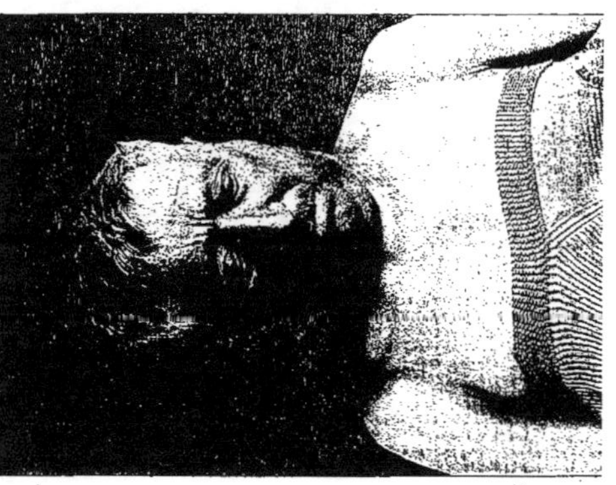

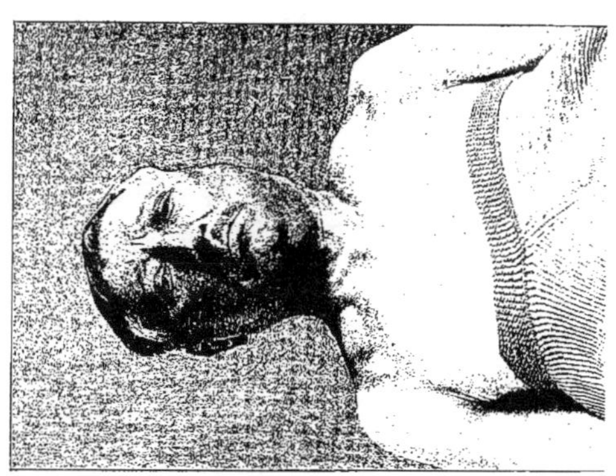

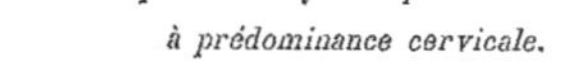

Georges Carré et C. Naud, Édi

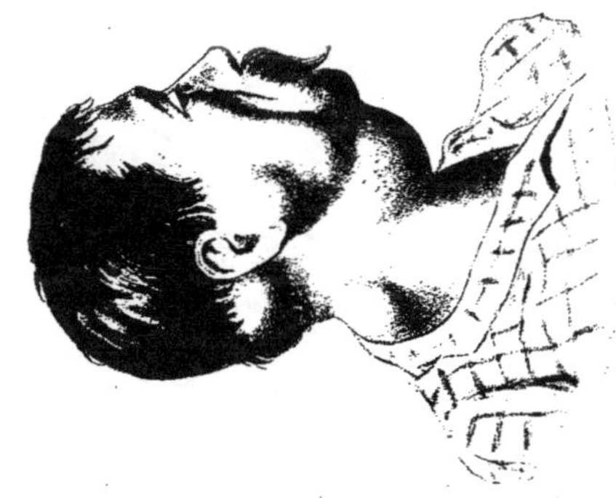

Fig. 4. — Malade de MM. Launois et Bensaude.

(Extrait de la *Presse Médicale*,

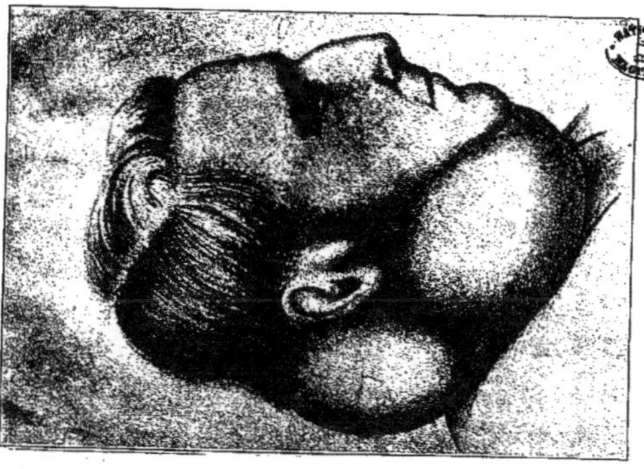

Fig. 3. — Malade de Baker et Bowlby (vue de profil).

GEORGES CARRÉ ET C. NAUD, ÉDITEURS.

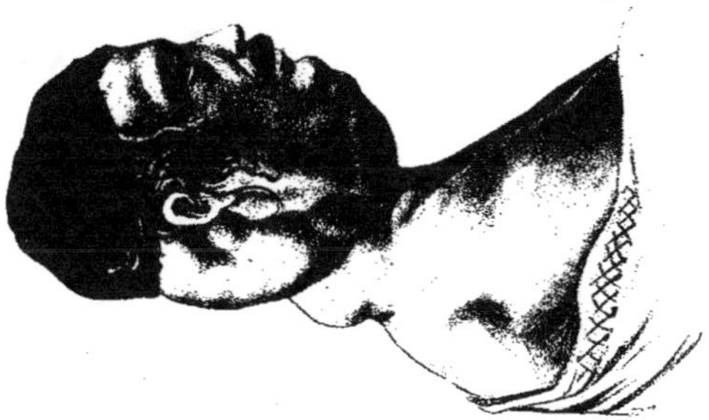

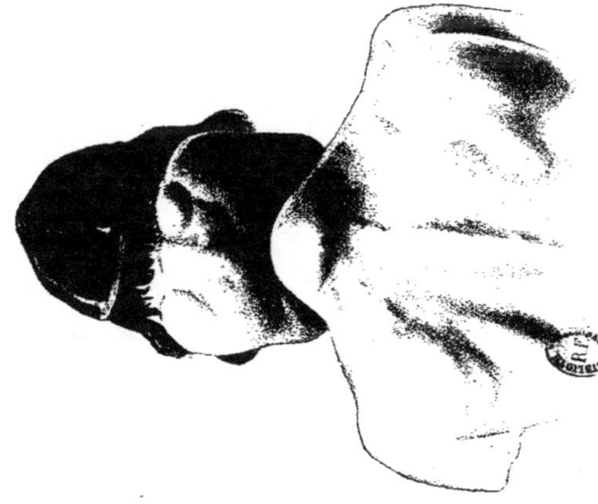

Fig. 8. — Malade de Bryk.

Fig 7 — Malade de Bryk.

GEORGES CARRÉ ET C. NAUD, ÉDITEURS.

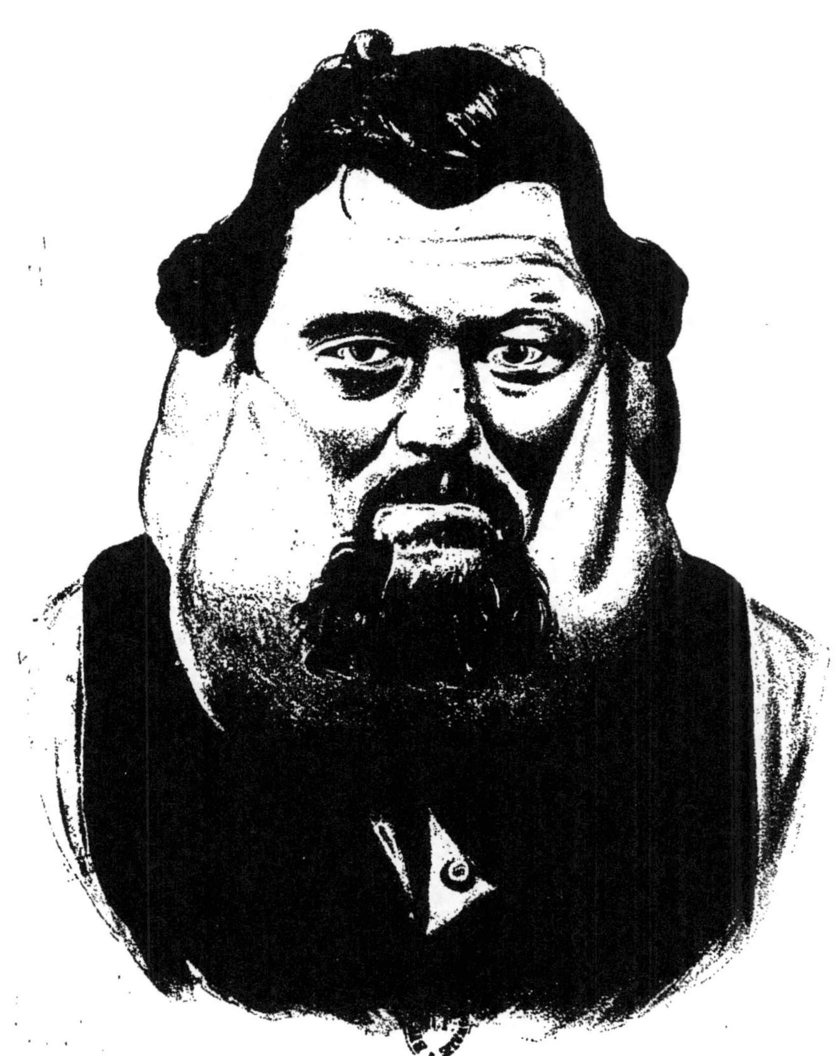

FIG. 11. — Malade de Williams.

GEORGES CARRÉ ET C. NAUD, ÉDITEURS.

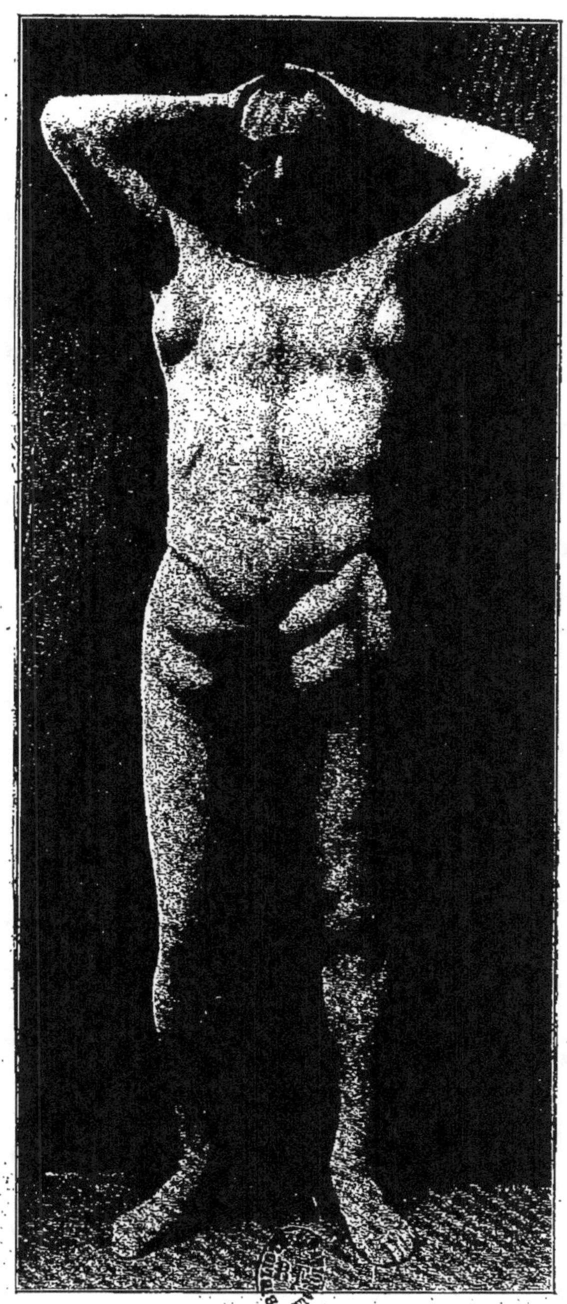

FIG. 5. — Malade de M. F. Siredey.

(Extrait de la *Presse médicale*, n° 46, 1er Juin 1898)

GEORGES CARRÉ ET C. NAUD, ÉDITEURS.

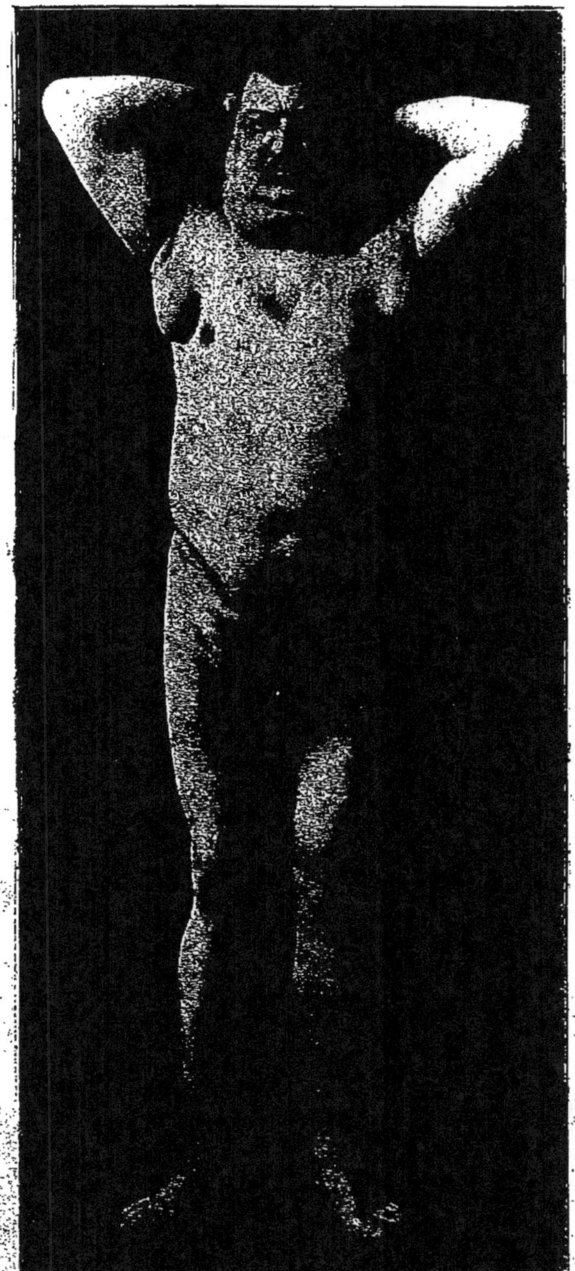

Fig. 6. — Malade de M. le Prof. Hayem.

(Extrait de la *Presse Médicale*, n° 46, 1er Juin 1898)

GEORGES CARRÉ ET C. NAUD, ÉDITEURS.

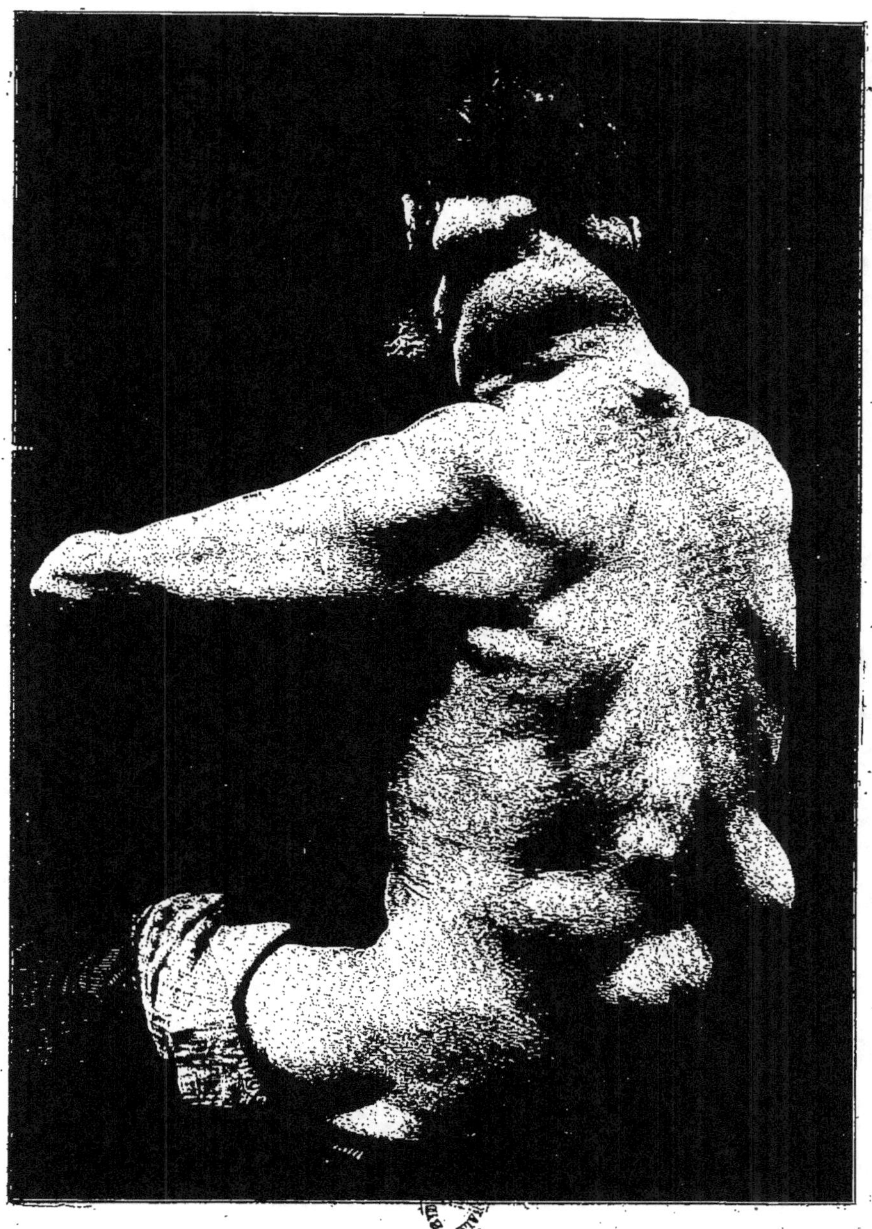

Fig. 14.

D'après un moulage du Musée de l'Hôpital Saint-Louis
(Collection particulière de M. Péan).

GEORGES CARRÉ ET C. NAUD, ÉDITEURS.

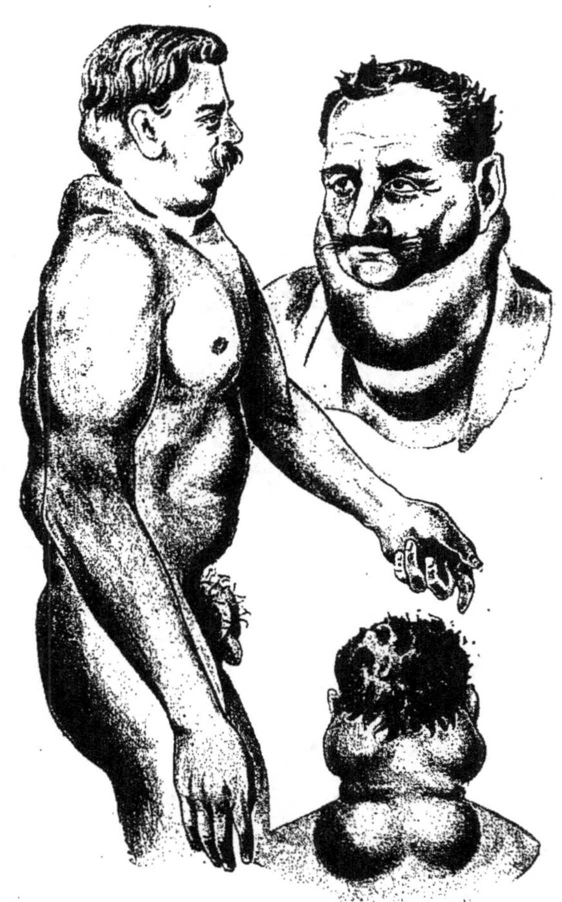

Fig. 12. — Maladie de Langer.

(Extrait de la *Presse Médicale*, nº 46, 1er Juin 1898)

Georges Carré et C. Naud, Éditeurs.

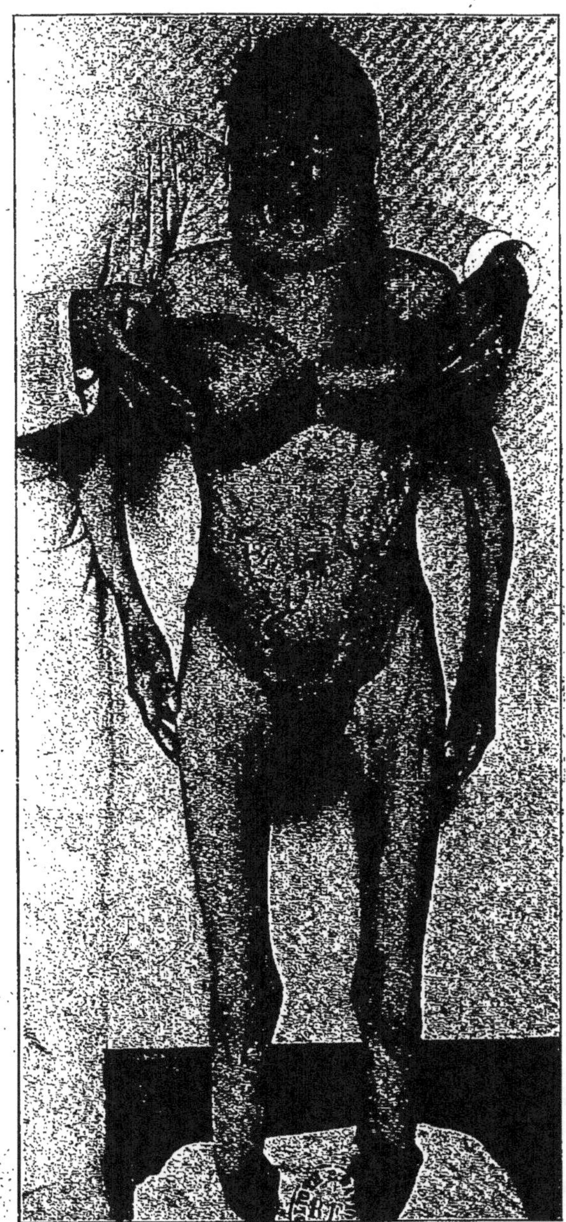

Fig. 10. — Malade de M. Lejars.

(Extrait de la *Presse Médicale*, n° 46, 1er Juin 1898)

GEORGES CARRÉ ET C. NAUD, ÉDITEURS.

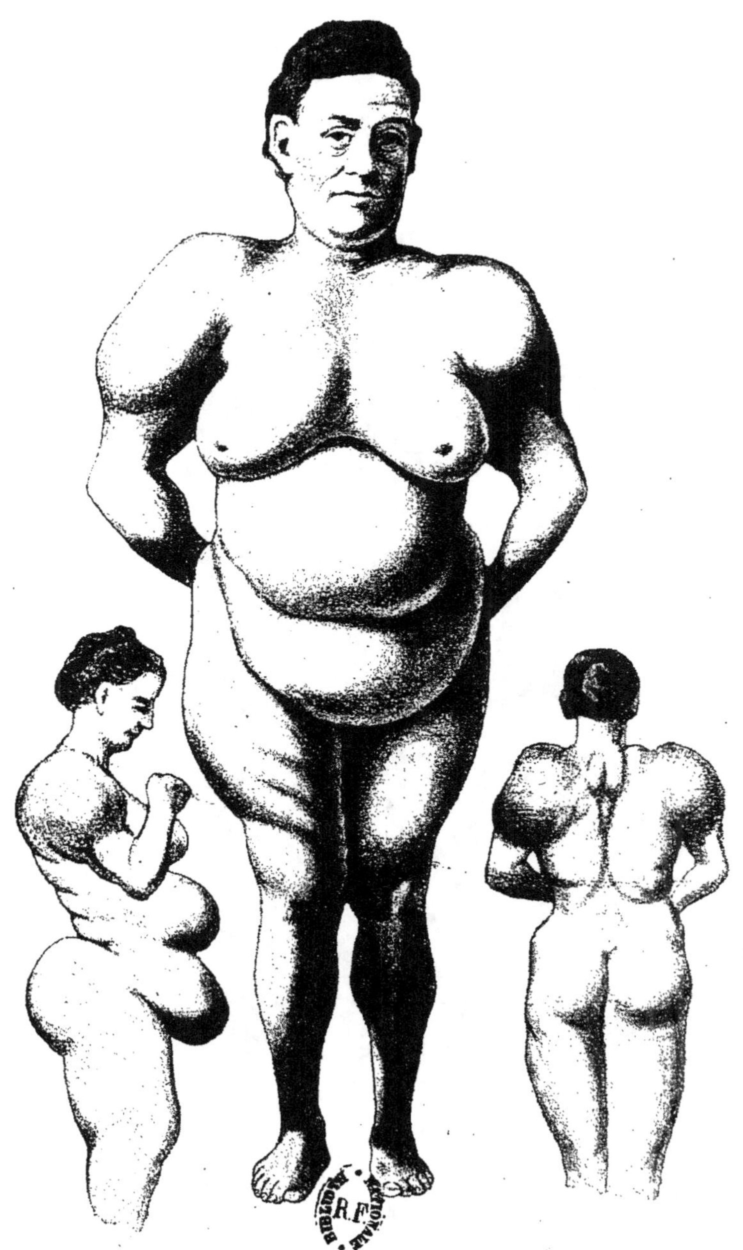

FIG. 9. — Malade de Langer

GEORGES CARRÉ ET C. NAUD, ÉDITEURS.

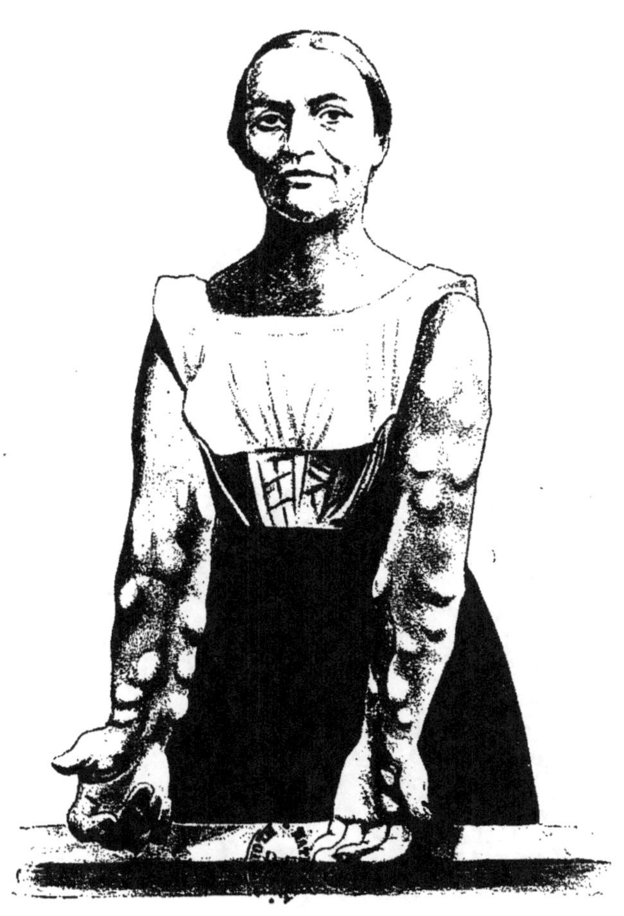

Fig. 13. — Malade de Köttnitz (Lipomes vrais,
circonscrits, symétriques).

Georges Carré et C. Naud, Editeurs.

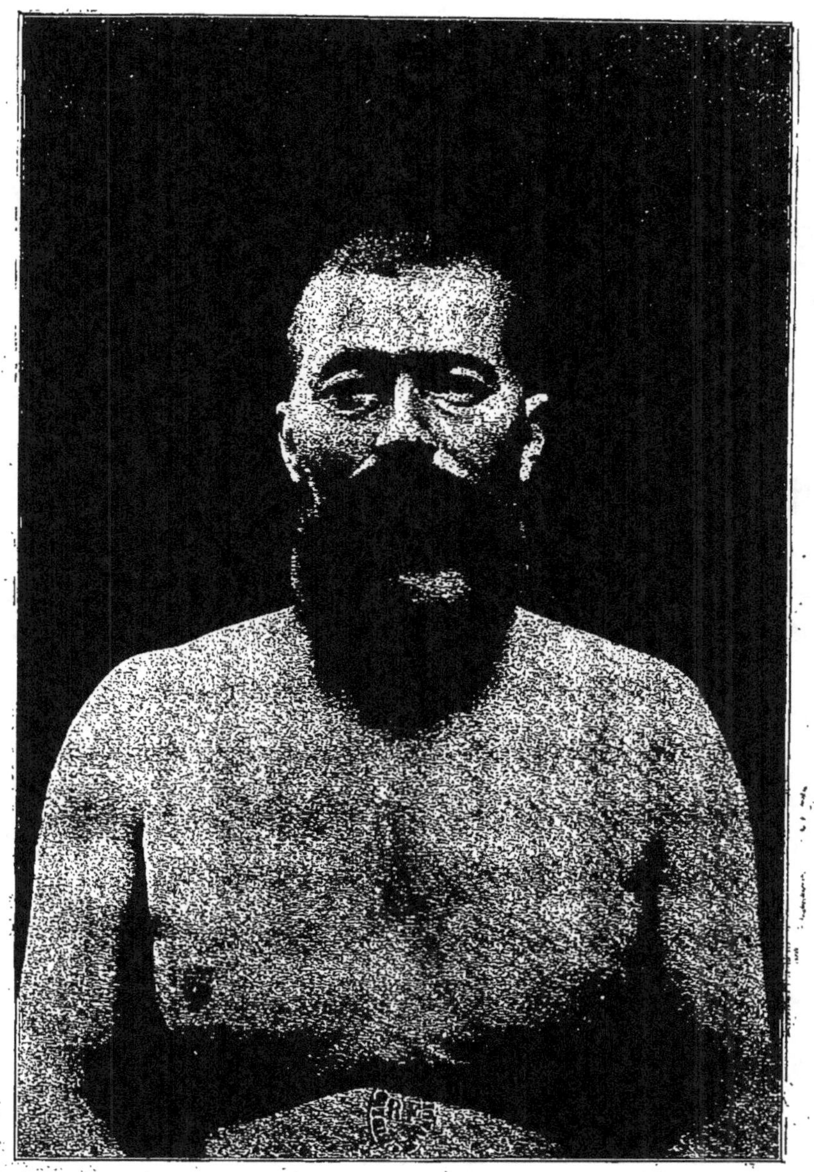

Fig. 15. — Malade de M. A. Mouchet.

GEORGES CARRÉ ET C. NAUD, ÉDITEURS.

www.ingramcontent.com/pod-product-compliance
Lightning Source LLC
LaVergne TN
LVHW050055060726
842524LV00003B/781